Der einfache

Schleimhautkatarrh der oberen Luftwege

und seine Behandlung

Von

Professor Dr. Arthur Thost

Hamburg

Mit einem Anhang:

Die Beschwerden der Sänger Schauspieler und Redner

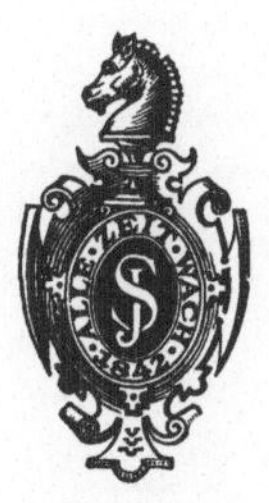

Berlin

Verlag von Julius Springer

1937

ISBN-13:978-3-642-90469-1   e-ISBN-13: 978-3-642-92326-5

DOI: 10.1007/978-3-642-92326-5

Vorwort.

Ich will nur sprechen vom einfachen akuten und chronischen Schleimhautkatarrh. Dabei bin ich mir wohl bewußt, daß einfache Katarrhe fast alle Schleimhautentzündungen begleiten, und daß die Grundkrankheit als solche immer gleichzeitig behandelt werden muß.

Als Praktiker, der auf Grund einer fast 50jährigen Erfahrung das Buch für Ärzte schreibt, die noch weniger erfahren sind, lege ich auf die feinere Diagnose und Lokalisation und vor allem auf die Behandlung den Hauptwert. Das Buch ist nicht nur für den Facharzt, sondern auch für den allgemeinen Praktiker, für den Hausarzt, den Kinderarzt und den Theaterarzt geschrieben.

Es fehlt ja nicht an ausgezeichneten Lehrbüchern und Aufsätzen über Katarrh der oberen Luftwege, aber die große Häufigkeit dieser Erkrankungsform, die wiederum je nach Lage, Klima, Gewohnheiten, Stämmen und Rassen wechselt, bringt es mit sich, daß einzelne Ärzte in der Diagnose und Behandlung besondere Erfahrungen sammeln und in der Lage sind, nach einer großen Reihe von Jahren die besonderen Ergebnisse dieser Beobachtungen den übrigen Ärzten mitzuteilen, ohne daß man ihnen den Vorwurf machen wird, daß sie nur allgemein Bekanntes wiederholen.

Es dauert namentlich bei den chronischen Katarrhen lange, ehe man sich darüber klar wird, wie lange, wie häufig man einen Kranken behandeln muß, welche Mittel und in welcher Stärke man dieselben anwenden muß, um den Patienten zu heilen oder wenigstens von seinen Beschwerden zu befreien. Meist wird da zuviel getan. Ich hoffe daher, in meinem Buche manchem etwas zu bringen, ohne zuviel zu bringen.

Im zweiten Teil, über die Behandlung der Beschwerden der Sänger, denen ich stets mein besonderes Interesse gewidmet habe, habe ich eine reiche Erfahrung gesammelt, und mein Rat wurde stets von einer großen Anzahl von Sängern und Schauspielern gesucht. Als Anhang bringe ich Aufzeichnungen eines erfahrenen Sängers und Gesanglehrers GEORG VOGEL, die dieser als Ergebnis unserer gemeinsamen Besprechungen über die Grenze, wo die Kunst des Halsarztes zu Ende und die Mithilfe des Gesangspädagogen erforderlich ist, über den Kunstgesang und den Gesangunterricht niedergeschrieben hat.

Erfahrene Gesanglehrer sagten mir, diese Aufzeichnungen gäben in seltener Klarheit Aufgabe und Methode des Gesangspädagogen wieder.

Professor NADOLECZNY, der als Phonetiker VOGELS Schrift gelesen, beurteilt sie auch günstig und war gern bereit, das, was er dazu ergänzend oder berichtigend zu sagen habe, in Fußnoten hinzuzufügen.

So glaube ich, daß auch der Anhang nicht ohne Nutzen gelesen wird.

Hamburg, im Februar 1937.

Der Verfasser.

Inhaltsverzeichnis.

Inhaltsverzeichnis.

Einleitung.

Von den Patienten, die in die Sprechstunde des Halsarztes kommen, leidet die Mehrzahl an einfachem akutem, meist aber chronischem Schleimhautkatarrh. Diese Katarrhe verändern nach längerer Zeit die Schleimhäute der oberen Luftwege so, daß die Sekretion in Menge und Gehalt eine völlig andere wird und von der normalen abweicht. Das Sekret wird mehr eitrig, Bakterien entwickeln sich in diesem Nährboden, die Schleimhaut selbst wird dicker, Schwellkörper und Gefäße füllen sich, so daß die Luftdurchgängigkeit der Nase verringert ist. Das aus der Nase fließende veränderte Sekret reizt auch die Rachenschleimhaut, schließlich auch die Larynxschleimhaut und den Überzug der Stimmbänder. Solange nur die Nasenschleimhaut vom einfachen chronischen Katarrh befallen ist, klagen die Patienten über Schnupfen und Erkältungen, die immer wieder auftreten, ist aber der Kehlkopf mitbeteiligt, kommt Heiserkeit und Husten dazu.

Alle Patienten, die in ihrem Beruf ihre Stimme brauchen, Lehrer, Pastoren, vor allem aber die Sänger, Schauspieler, suchen dann gezwungen den Halsarzt auf, wenn die Hausmittel, Bonbons und Tabletten nicht geholfen haben.

Der Halsarzt lernt erst nach längerer Erfahrung den oft recht geringen Befund mit den vorgebrachten Klagen in Einklang zu bringen.

Wenn ein Sänger spät nachmittags heiser in die Sprechstunde kommt und soll 3 Stunden später eine größere Rolle mit wohlklingender Stimme singen, so gehört aber schon eine reichere Erfahrung und Kenntnis der vorhandenen Mittel dazu, ihm zu helfen; denn einfach absagen kann und will er nicht. Ein Kollege, der einspringen könnte, ist für Hauptrollen auch nicht immer zur Verfügung. In leichten Fällen kann man auch helfen.

So entstand der Plan, in einem Büchlein die Mittel, die sich als gut bewährt, eingehender zu besprechen, um so mehr, als meine Schüler und Assistenten mich häufig gebeten haben, niederzuschreiben, was sich in der Klinik und in der Praxis bewährt hatte.

Bei der Behandlung einer guten Singstimme muß sich der Halsarzt von vornherein anders einstellen. Die Ursachen der Stimmstörung sind andere, denselben entsprechend muß auch die Behandlung eine andere sein.

I. Die Behandlung des akuten und chronischen einfachen Schleimhautkatarrhs.

Ich will hier nur anführen, was sich mir persönlich in einer langjährigen Erfahrung immer wieder bewährt hat. Da jede Störung in der Funktion der Schleimhäute die Wirkung mehrerer gleichzeitiger Ursachen ist, kann man auf diese Störungen auch von verschiedenen Blickpunkten aus einwirken und Besserungen und Heilungen erzielen. So kann man selbst durch entgegengesetzte Maßnahmen schließlich zum selben Resultat gelangen. Wärme oder Kälte, Reizung oder Schonung, gegen jede Beschwerde gibt es eben nicht nur eine, sondern immer mehrere Behandlungsmethoden. Ich bringe deswegen immer nur meine Erfahrungen, die sich auf Erfolge gründen. Wie MORITZ SCHMIDT könnte ich über dies Kapitel schreiben: „Aus der Praxis für die Praxis.“

Katarrhe, Schleimhautentzündung, Erkältungen sind nicht ganz, aber fast identische Begriffe. Abhärtung, Gewöhnung an Schädlichkeiten, das Hauptmittel bei der Allgemeinbehandlung.

Wenn die Ferien kommen und die Kinder, die viel an Erkältungen leiden, in dieser Zeit möglichst viel Nutzen von ihrem Ferienaufenthalt haben sollen, tritt an uns die Frage heran — *See oder die Berge?*

Mit dieser Frage habe ich mich mein ganzes Leben lang beschäftigt und mancherlei erlebt. Hier an der Wasserkante sieht man in der See und dem Seewasser das Allheilmittel, und die Leute schwören darauf, daß man nur an der See und durch das Seebad sich neue, frische Kräfte für den Kampf im Leben erwerben könne. Im heißen Sommer strömt der Norddeutsche und auch der Binnenländer an die Ost- und Nordsee, auf die Friesischen Inseln, Föhr, Sylt, Borkum, Norderney oder Helgoland und Rügen, und genießt im Badeanzug den frischen Seewind und die Luft- und Sonnenbäder, vor allem auch das Seebad mit seinem Wellenschlag. Ohne Zweifel haben alle Gesunden und auch schwächliche Menschen von der ozonreichen Luft der Abhärtung, der Anregung von Appetit und Stoffwechsel großen Vorteil, wie man schon aus der gebräunten Hautfarbe und dem frischen Aussehen erkennt. Es gibt eine große Anzahl Hamburger, die im Herbst durch einige Wochen Aufenthalt auf Helgoland sich die Frische für ihre Winterarbeit holen durch Bäder, Aufenthalt auf der Düne, aber auch fleißiges Segeln und Fischen mit ihren alten Helgoländer Fischern, Makreelensegeln.

Und Tausende von Binnenländern kehren von ihrem Aufenthalt an der Nordsee in ihrer Gesundheit gefestigt und erfrischt in ihren Beruf zurück. Auch die Kinder, die an der Küste der Nord- und Ostsee, St. Peter, den Inseln oder am Timmendorfer Strand spielen, baden und schwimmen, haben großen Nutzen von ihrem Ferienaufenthalt an der See. Für wirklich kranke Kinder mit Drüsenschwellungen, Erkrankungen oder Knochentuberkulose genügt aber ein vierwöchiger Sommeraufenthalt zu einer Heilung oder dauernden Besserung nicht, da kann nur ein mehrmonatiger Aufenthalt unter ärztlicher Aufsicht von Wirksamkeit sein, und so entstanden die Seehospize, die auch im Winter geöffnet und mit Schulunterricht verbunden sind, wie in Wyk auf Föhr. Die Ärzte an diesen Seehospizen betonen mit Recht, daß der Winteraufenthalt auf diesen Nordseeinseln eher mild als rauh ist, und verweisen auf ihre guten Erfolge, selbst bei chronischem Asthma; aber sie müssen doch zugeben, daß die erhofften Erfolge in einem großen Prozentsatz trotz genügend langem Aufenthalt ausbleiben. In schlechten Wintern sind die Sonnentage eben doch zu gering an Zahl, Wind und Stürme sehr heftig, da Windschutz durch Wälder fehlt. Es fehlt auch die seelisch so wichtige strahlende Sonne, die im Winter das Hochgebirge bietet. Im Nebel und Regen und trüben Winter ist auch die Stimmung trüb. Der Arzt, der seine Patienten in die Hospize schickt und bei seinem Patienten Leib und Seele kennt, muß da entscheiden. Da ich meine Ferien fast immer in den Bergen verbracht und Bergsteiger auch im Hochgebirge war, bin ich vielleicht voreingenommen.

Was ich gegen die Seebäder und zugunsten des Aufenthaltes in den Bergen zu sagen habe, ist folgendes:

1. An der See fehlt der wichtige Faktor des verminderten Atmosphärendruckes, der auf jeden Quadratzentimeter der Körperoberfläche und der Innenfläche der Atmungsorgane einen Druck von etwa einem Kilogramm beträgt. Dieser Druck teilt sich auch den darunterliegenden Geweben, soweit sie verschieblich sind, mit. So gelangt der Druck auch auf die Blutbahn und somit auf Gehirn und Rückenmark. Bei jedem Meter Aufstieg in die Höhe verändert sich dieser Druck, der Blutkreislauf wird entlastet, beschleunigt, die Ventilation der Lungen vergrößert; bei längerem Aufenthalt und Gewöhnung vermehren sich die roten Blutkörperchen, daher das köstliche Gefühl neuer Kraft und Druckerleichterung im Gehirn. Gehör, Gesicht, Gedächtnis scheinen wie von einem Druck befreit und schärfer. 1894 war ich zum erstenmal im Winter im Engadin, im Februar. Herrlicher Sonnenschein, starke, aber trockene angenehme Kälte bei den langen Schlittenfahrten. In St. Moritz

eine Fülle von Engländern, Amerikanern, Holländern, Franzosen beim Wintersport. Nur wenig Deutsche. Man fuhr mit der Bahn nach dem Maloja-Paß und mit Bobsleigh oder kleinen Schlitten nach St. Moritz zurück, im Pelz oder Sweater, mit Strohhut und Sonnenschirm. Die Holländer haben Davos und Arosa als Lungenheilklima entdeckt. Auch die deutsche Lungenheilstätte in Davos bestand schon, ebenso Turbans Sanatorium. Den Skisport kannte man noch nicht, er wurde erst später von den Norwegern in die Schweiz und dann in ganz Deutschland eingeführt. Erb kam einige Jahre später zum erstenmal im Winter in die Alpen und schrieb einen begeisterten Aufsatz über die Wirkung des Hochgebirges im Winter auf das Centralnervensystem und den Körper im allgemeinen. Aber auch im Sommer ist der Aufenthalt im Gebirge gerade durch die Einwirkung der Höhenlage und des verminderten barometrischen Druckes von angenehmster Wirkung.

An der See badet man, dann legt oder setzt man sich an den Strand. Im Gebirge wird marschiert, da steigt man, je nach den Kräften; aber die rasche Erneuerung des Blutes, das tiefere Atmen gestattet auch schwächeren Konstitutionen eine viel größere Muskelarbeit. Leute, die in der Ebene kaum ein paar Kilometer zurücklegen können, können im Gebirge viel mehr leisten; man ermüdet nicht so leicht. Patienten mit guter Muskulatur, gesundem Herzen und Lungen, die ewig an Katarrhen leiden, tut ein mehrwöchiger Aufenthalt im Gebirge im Sommer außerordentlich gut. Viele Patienten, die, überarbeitet und müde, meinem Rat, statt an der See es auch einmal in den Bergen zu versuchen, folgten, haben es mir oft gedankt. Leute mit Asthma haben nach meiner Erfahrung im Hochgebirge eher Chancen für Heilung oder Besserung als an der See. Auch Herzkranken tut eine mäßige Bewegung im Mittelgebirge gut, wenn die übrigen Verhältnisse des Körperzustandes es erlauben. In manchen Kurorten sind besondere Straßen für dieselben angelegt, so in Badenweiler. Selbst Basedowkranke fühlen sich im Hochgebirge erholt. Alle diese Wirkungen fallen an der See weg. Natürlich gibt es eine individuelle Grenze. Sonst gesunde Leute mit weniger elastischem Gefäßsystem ertragen die Höhe über einem gewissen Grad nicht gut. Sie leiden wohl wegen des stärkeren Blutandranges an eingenommenem Kopf, klagen über Schlaflosigkeit, Kopfweh, schlechten Appetit, wenn sie sich etwa 2000 m hoch befinden. Aber eine Höhe von etwa 1000 m ist für die meisten Menschen das Optimum des Wohlbefindens. Gastein, der Jugendbrunnen für so viele, liegt etwa in dieser Höhe, und neben den Radiumbädern, die etwas ermüden, wirkt die barometrische Höhe. Es stellt sich ein herrliches Wohlgefühl ein. Anstrengende Bergtouren von über 2000 m können nur kräftige, gesunde Menschen leisten, wenn das Herz noch nicht zu alt ist. Aber es gibt Bergführer von weit über 70 Jahren, die schwer bepackt noch Erstaunliches leisten. Als die Jungfraubahn gebaut wurde, tauchte die Frage auf, ob man schwächliche ältere Personen damit ohne Gefahr befördern könne. Der Versuch bewies, daß man das ohne Schaden tun konnte. In der Bergbahn, auf Maultieren, ohne Muskelanstrengung kann man das. Man kann sich selbst auf den Montblanc tragen lassen, wie das SAUSURE, der erste Besteiger, tat. So sind die Berge eine größere und kräftigere Quelle zur Erhaltung und Stärkung der Körperkräfte, der Leistungsfähigkeit von Herz und Lungen als die Vorzüge des Aufenthaltes an der See. Der Bergsteiger bringt aber auch noch etwas mit nach Hause, was der Besucher des Seebades nur in sehr kleinem Maße erwirbt, eine Steigerung der Energie und des festen Willens. Am besten ist es, wenn man beides genießen kann, und wenn Zeit und Geldbeutel es erlauben, erst im Gebirge den Körper stählen, dann anschließend an der See im Wellenbad schwimmen und sich so erfrischen kann.

2. An der See ist es zu verlockend, namentlich im warmen Sommer, zu viel und zu lange sich im Wasser aufzuhalten. Mehr als einmal am Tage zu baden ist sicher nicht zu empfehlen. Neuerdings gilt stundenlanger ununterbrochener Aufenthalt im Wasser der Ostsee als Entfettungskur. Die Gewichtsabnahme, die dadurch erzielt wird, hat sicher auch bedenkliche Seiten. Auch wenn Kinder den ganzen Tag im Wasser planschen und im Wattenmeer mit bloßen Füßen fischen, werden die unteren Extremitäten zu stark abgekühlt, das Blut strömt nach dem Kopf, namentlich wenn sie sich viel bücken. Auch erwachsene gesunde Menschen fühlen diesen Blutandrang nach dem Kopf, wenn sie zu lange im Seebad bleiben. In englischen und französischen Seebädern fand ich eine Einrichtung dagegen, ebenso einfach wie wirksam. Wenn man aus der See über den sandigen Strand in seine Kabine zurückkehrt, findet man dort eine meist hölzerne Fußbadewanne mit warmem Wasser. Man spült den Sand, der an den Füßen hängengeblieben, ab, hat sofort warme Füße, und etwaiger Kopfdruck weicht sofort einem herrlichen Wohlgefühl. Man sollte das auch in den Nord- und Ostseebädern einführen.

Selbst die Ärzte in den Seebädern müssen zugeben, daß gewisse Formen von Katarrhen bei den so scharfen Winden, wie sie z. B. in Helgoland sich finden, an der See nicht ausheilen, wohl aber im Binnenland in waldreicher Berggegend. In den Bergen wird gewandert, stundenlang, je nach den vorhandenen Kräften. Es kommt kaum vor, daß der Wanderer sich übernimmt; wenn man müde ist, ruht man, aber da man doch meist in Gesellschaft wandert oder Berge besteigt, sorgt schon der Begleiter, daß nicht zu lange geruht wird. Man hat sich ja meist ein Ziel, einen Plan nach der Karte gemacht, so daß man sich anstrengt, ohne sich zu überanstrengen. Bei längeren Märschen und warmer Temperatur kommt etwas dazu, was an der See auch fehlt:

das Schwitzen. Schweißbildung schützt die Haut und den Körper vor Erhitzung oder Überhitzung, kühlt ab bei starker Muskelanstrengung, aber auch bei der trockenen Hitze im irisch-römischen Bad. Schwitzbäder sind ja ein ebenso altes wie erfolgreiches Mittel gegen Erkältungen, Katarrhe und rheumatische Erkrankungen. Ein großer Teil meiner Sänger und Schauspieler nahm regelmäßig ein bis zwei wöchentliche Schwitzbäder mit nachfolgender kalter Dusche, besonders wenn sie zu Embonpoint neigten. Mit bestem Erfolg auch gegen Katarrhe. Jedenfalls ist das ein rationelleres Entfettungsmittel als langes Sitzen im kalten Wasser. Die Ventilation der Lunge ist im Gebirge natürlich eine ganz andere als an der See, die Bestrahlung durch die Sonne eine viel intensivere.

3. Ich habe aber auch in meiner Praxis jedes Jahr zur Badezeit aus den Seebädern eine Anzahl von Patienten bekommen mit Erkältungen, die durch Baden in der See entstanden waren. In erster Linie Mittelohrentzündungen. Entweder frische Katarrhe oder Eiterungen bei vorher Ohrgesunden, oder Rezidive bei Patienten, meist Kindern, die schon einmal Ohreiterungen gehabt hatten, Erkältungen, Schnupfen beim Wasserschlucken, Baden oder Tauchen. Kaltes Wasser, das in den Gehörgang eindringt, genügt bei empfindlichen Patienten, um eine Ohrentzündung zu erzeugen. Daher warnen alle Ohrenärzte ihre Patienten vor Seebädern und Aufenthalt an der Küste mit gutem Recht. Auch Patienten ohne Ohreiterung mit Ohrensausen, mit Otosklerose, Schwindel müssen die See vermeiden. Ihre Beschwerden nehmen zu, während alle diese Patienten im Gebirge, namentlich im Hochgebirge, durch den verminderten Luftdruck Erleichterung haben. Ich habe aber auch viele Patienten mit Angina, Mandelabscessen bekommen, wie sie am Festland auch vorkommen, aber die Patienten waren doch an die See gegangen, um in der bakterienfreien reinen Luft Infektionen zu vermeiden. Auch Mumps kommt im Seebad vor.

4. An die See werden vielfach Kinder geschickt, die eben Anginen, selbst Diphtherie, überstanden haben, darunter natürlich Keimträger. Bei dem engen Zusammensein und Spielen am Strande sind daher Infektionen von Kind zu Kind nicht selten. Der Keuchhusten ist noch besonders zu erwähnen. Bei der langen Dauer der Erkrankung und der leichten Übertragbarkeit kann man an der See auch Keuchhusten sich erwerben. Ich erinnere mich einer Familie mit mehreren Kindern, die auf einer Nordseeinsel Keuchhusten bekamen; nachträglich wurde festgestellt, daß in der Pension einige Wochen vorher eine Familie mit Keuchhustenkindern gewohnt hatte. Selbstverständlich kann das auch in einem Ort im Hochgebirge passieren, aber die Seefanatiker behaupten ja, Infektionen kämen auf den Inseln im Meer nicht vor. Beim Aufenthalt an der See strömt am Morgen die ganze Gästeschar aus allen Hotels

und Pensionen nach einem Punkte, nach dem Strand. In der Zeltstadt, dicht zusammengedrängt, kommen die Kinder in naheste Berührung, teilen vielleicht ihr Frühstück, benutzen dasselbe Eß- und Trinkgeschirr. Im Berghotel geht morgens jede Familie ihren Weg für sich, je nach ihren Neigungen. Die Tendenz ist an der See zentripetal, im Gebirge zentrifugal. Infolgedessen weit geringere Infektionsmöglichkeit.

5. Die hygienischen Verhältnisse haben sich ja in den letzten Jahren wesentlich gebessert, aber es gibt wenig Seebäder, die ganz einwandfrei sind. Vor allem fehlt es an frischem Trinkwasser, Wasch- und Badewasser. Vor 25 Jahren verlebte ich mit meinen damals noch jungen Kindern die Ferien auf Borkum. Die Kinder waren ständig unter Aufsicht, aßen mit uns, tranken nur gekochtes Wasser, Tee oder Milch, aber litten immer an Durchfällen. Als ich schließlich den Badearzt fragte, sagte er, ja, das ist die Inselkrankheit. Bei sehr strenger Diät gab sich das. Die Diät ist oder war meist zu kräftig, zu fett, vielleicht zu reichlich. Aber an der See steigert sich der Appetit, und nicht jeder beachtet den weisen Rat: Wenn es am besten schmeckt, soll man aufhören. Die Erwachsenen trinken ja auch das Wasser meist nur gekocht, mit Zusatz von Zucker und Rum. Der Alkoholkonsum in den Seebädern ist nicht klein. Die Wellen, die da getrunken werden, sind oft voluminöser als die Meereswellen. Aber die meisten gesunden und fröhlichen Badegäste gehen ja nicht an die See, sich auszuruhen, sie wollen sich amüsieren, und dazu gehört Betrieb.

Auf den Berghütten gibt es keine Wellen. Der Bergsteiger trinkt auf der Alm eine Schale heiße Milch und ist abends so müde, daß er bald zu Bett geht, besonders wenn am nächsten Tage mit Sonnenaufgang aufgebrochen wird. In den großen modernen Berghotels gibt es natürlich auch Schlemmer, die gut dinieren, morgens ausschlafen und bis in die Nacht hinein tanzen. Aber man sehe sich nur das Publikum in den Bergen an. In der Mehrzahl sehnige, kräftige Gestalten mit guten Muskeln und elastischem Schritt; an der See sehr viel bequeme, langsam schreitende Leute, Männer und Frauen mit oft erstaunlichem Fettpolster.

6. Schließlich noch ein Wort über die seelische Einwirkung von See und Gebirge. Die Eindrücke, die bei einer Wanderung über Berg und Tal den Menschen treffen, sind meist erfreuliche, sind ungleich mannigfaltiger als die an der See, namentlich zur heißen Sommerszeit. Zu dem Wechsel der Gebirgsformen kommt die Pflanzen- und Tierwelt, die jedem Wanderer Neues vor Augen führt. Es fehlt ja auch das Wasser nicht, tritt sogar in oft eigenartigen Formen als Seen, selbst hoch im Gebirge als Eisseen, als Bäche, Flüsse mit erfrischenden Wasserfällen überall entgegen. Von einer mehrstündigen Fußwanderung kehrt man jedenfalls mit mehr Kraft und Eindrücken zurück als von dem stundenlangen Ruhen am Meeresstrande.

1. Allgemeinbehandlung.

Die meisten Menschen sind heute glücklicherweise abgehärtet und ziehen kalte Bäder und Schwimmen im kalten Wasser den warmen Bädern vor. So gehen sie im Sommer lieber an die See. Sie merken bald, daß sie sich dort nicht so häufig erkälten. Der Schwimmsport, jetzt auch in die Olympiade aufgenommen und fast von allen Kulturvölkern betrieben, hat ganz enorme Ausbreitung erfahren. Ein neues Geschlecht wächst heran. Überquerungen des Ärmelkanals — 19 Stunden ununterbrochen im Wasser — finden immer mehr Bewerber, namentlich auch unter den Frauen, die ja durch ihren Körperbau und ihr Fettpolster eine derartig lange Abkühlung viel besser ertragen als Männer. Diese Freude am kalten Wasser hat auf alle Kurorte, auch in den Bergen, reformatorisch gewirkt. Wo ein Flüßchen oder kleiner See sich findet, hat man oft mit großen Kosten ein kaltes Schwimmbad im Freien errichtet. An den Talsperren im Gebirge, auch im Harz, gibt es ganze Strandbäder mit einem breiten Strand, wohin man Güterzüge mit schönem hellem Seesand befördert hat. So hat man jetzt überall ausreichend Gelegenheit sich abzuhärten und dadurch den Erkältungskrankheiten vorzubeugen. Die dicken Wollkleider sind fast verschwunden; es ist oft erstaunlich, wie wenig Zeug der moderne Mensch, namentlich Frauen, auf dem Leibe hat. Regenschirme werden durch einen leichten Regenmantel ersetzt, und Durchnässen durch einen Regenguß fürchtet man heute nicht mehr. Es gehen auch so viele Menschen heute ohne Hut oder Kopfbedeckung.

Als ich 1885 nach Hamburg kam, gab es in Hamburg noch kein öffentliches Hallenschwimmbad, man mußte nach Altona ins Bismarckbad fahren. Erst die Choleraepidemie 1892 brachte uns die Elbwasserfiltration und Schwimmhallen. Vorbildliche große Volksbäder gab es damals schon in Wien, besonders in Budapest. In beiden Städten wurden diese Volksbäder von den breiten Schichten des Volkes benutzt. Sie waren sauber, elegant und billig. In Budapest gab es ja in der Donau schon immer heiße Quellen, die in einer Höhle tutage traten. Daher der Name Ofen. Die Volksbadeanstalt in Budapest, die ich noch vor wenigen Jahren sah, ist das Vollkommenste, was ich je gesehen, und kann nicht übertroffen werden. Für geringes Eintrittsgeld gibt es nicht nur alle Formen warmer und kalter Bäder, Duschen und Schwimmbäder, sondern alles, was zur Haar-, Fuß- und Handpflege gehört, in reichster und elegantester Ausführung. In den Großstädten ist man jetzt einen Schritt weiter gegangen. Man hat auch Eislaufbahnen, gedeckte und offene, geschaffen, die, elektrisch betrieben, bei jeder Jahreszeit und Witterung die Ausübung dieses gesunden und abhärtenden Sportes gestatten.

2. Mineralwässer.

Sehr gut zur Allgemeinbehandlung der Katarrhe wirken Mineralwässer. Früher war der gesuchteste Badeort für Katarrhe der oberen Luftwege Ems. Das milde Klima, die ausgezeichneten Inhalationseinrichtungen, die natürlichen Mineralwässer hatten Ems diesen Ruf gebracht. Fürstliche Personen, in späteren Jahren der alte Kaiser, gingen im Frühjahr nach Ems. So wurde auch zu Hause Emser Wasser mit heißer Milch bei allen Katarrhen regelmäßig verordnet. Dann kam das Emser Kränchen etwas aus der Mode, wohl, weil man es nicht kühl in Zimmertemperatur, sondern warm in heißer Milch getrunken.

Ich habe seit Jahrzehnten dem Salzbrunner Oberbrunnen den Vorzug gegeben und selbst die Salzbrunner Quellen Oberbrunnen und als Tafelwasser den Fürstensteiner getrunken. Der Salzbrunner Oberbrunnen enthält natürliche Kohlensäure, die die Entleerung des Schleimes in angenehmer Form befördert. Da bei jedem Katarrh, mag er trocken sein oder mit reichlicher Sekretion einhergehen, ein Schluck Wasser angenehm ist, habe ich neben der lokalen Behandlung meinen Patienten immer Mineralwasser trinken lassen, und zwar seit Jahrzehnten Salzbrunner Oberbrunnen. Die Patienten nehmen ihn gern, da er nicht nach Mineralien schmeckt; die Kohlensäure, die sich in der Wärme entwickelt, wirkt erfrischend. Seit Urzeiten stellt man auf den Tisch vor den Redner ein Glas Wasser für die trockene Kehle. M. Schmidt empfiehlt gleichfalls kalte oder stubenwarme Mineralwässer, besonders Schwefelquellen: Weilbach, Langenbrücken, Nenndorf, Eilsen. Namentlich wenn neben dem Bronchialkatarrh gleichzeitig Darmkatarrhe und Stauungskatarrhe bestehen. Ich habe solche Patienten immer gleich nach Kissingen und Karlsbad geschickt mit ausgezeichnetem Erfolg. Patienten, die gut zu Fuß sind, kann man auch in die Berge schicken. Da ist das waldreiche Salzbrunn sehr zu empfehlen, oder Reichenhall, das zur Ausheilung alter Katarrhe mit Recht gerühmt wird.

Unter den Mitteln, die der Patient auch zu Hause gebrauchen kann, stehen neben den Mineralwässern die Gurgelwässer obenan. Über den Wert des Gurgelns sind die Ansichten sehr verschieden. Man behauptet, daß die Flüssigkeit nicht überallhin gelange, nicht tief in das Gewebe, wo die Erreger sitzen, eindringe und in starker Konzentration mehr reize, also eher schade als nütze. Doch hat jeder Patient das Bedürfnis, Sekrete, mehr flüssig oder eingetrocknet, aus dem Halse zu entfernen, und das wird durch Gurgelwässer sicher gefördert. Im ganzen werden kühle oder lauwarme Temperaturen als angenehm empfunden und angewendet, sehr warme oder heiße Temperaturen, wie sie gelegentlich empfohlen werden, abgelehnt. Die Gurgelwässer sollen schmerzstillend wirken, desinfizierend und keimtötend, und entweder sekretionsbefördernd oder sekretionshemmend. Rossbach hat 1882 beim

300 jährigen Jubiläum der Universität Würzburg über die Behandlung der Schleimhauterkrankungen grundlegende Untersuchungen veröffentlicht. Ich will hier ganz kurz über seine Erfahrungen mit verschiedenen Medikamenten berichten. Das aus Schleim, Speichel und Eiter zusammengesetzte alkalische Sekret wurde durch Essigsäure als Niederschlag gefällt, durch Alkali leicht und schnell aufgelöst. Seiner Erfahrung in der Praxis nach glaubt er nicht an einen Erfolg durch Anwendung von Soda oder Kochsalz, und Ammoniak trocknet die Schleimhäute aus. Vermehrung der Alkalescenz des Blutes vermindert oder hebt die Schleimabsonderung völlig auf.

Über seine Experimente an der Trachea von Katzen berichtete er folgendes: Er machte bei Katzen, die sich besonders eignen, die Tracheofissur. Aus den verschiedenen kleinen Drüsen der Luftröhrenschleimhaut floß Schleim in Tröpfchen und vereinigte sich zu einer dünnen Schicht. Wurde der Schleim mit Fließpapier abgetupft, erschienen sofort neue Schleimtröpfchen und bildeten einen Schleimüberzug kontinuierlich, doch wird nicht mehr abgesondert, als zur Feuchterhaltung gerade nötig ist. Legte er nun auf die Bauchhaut der Katzen erst heiße Breiumschläge, dann Eisumschläge, so wurde die Trachealschleimhaut erst leichenblaß, dann rot, schließlich in 5—10 Minuten blaurot. Wurden dann wieder heiße Breiumschläge auf den Leib gemacht, so kehrte die rote Farbe statt der blauroten zurück, blieb aber röter als normal. Es gibt also in der Schleimhaut gefäßverengernde und erweiternde Fasern, die durch Kälte oder Wärme von der Oberhaut aus erregt werden können. Diese Demonstration beweist ebenso wie tausendfältige Beobachtungen mit dem Kehlkopfspiegel, daß durch Kälteeinwirkung reflektorisch die Schleimhäute mit einer Blutüberfüllung antworten; aber damit ist der Begriff Erkältung noch lange nicht erklärt. Es gibt noch eine große Zahl von Mitursachen, ohne die eine Erkältungserkrankung nicht zustande kommt. Fehlen solche Mitursachen, die wir im folgenden noch besprechen wollen, so fallen auch deren Folgen weg, und so erklären sich die vielen widersprechenden Beobachtungen, die selbst dazu geführt haben, daß einzelne ernste Beobachter zu dem Schluß kamen, Erkältungskrankheiten gäbe es überhaupt nicht.

Selbst Sticker, der ein Menschenleben der Erforschung des Begriffes Erkältung nachgegangen, kann über diesen Begriff nichts anderes sagen als: Erkältungskrankheiten sind also diejenigen, bei denen die Erkältung so wichtig ist, daß mit der Vermeidung der Erkältung auch die Erkrankung ausbleiben würde.

Wenn man Erkältung kurz in Worten ausdrücken wollte, könnte man sagen: Erkältung ist eine Störung der Wärmeregulierung. Der menschliche Körper hat, solange nicht Erkrankungen eintreten, unter allen Verhältnissen, Klimaten, am Äquator und an den Polen, dieselbe

sich gleichbleibende Eigenwärme. Die eingeführte Nahrung erzeugt
dieselbe. Essigsäure und die früher viel verordneten Gurgelungen mit
Essigwasser schaden der Schleimhaut. Er verbietet daher seinen
Patienten mit Katarrhen saure Speisen und Salate.

Von adstringierenden Mitteln teilt er seine Erfahrungen mit Tannin,
Alaun und Arg. nitr. mit. Bei Alaun und Tannin wird die Schleimhaut
blasser, das vorher völlig farblose und durchsichtige Epithel bekommt
einen bläulichweißen oder weißen Schimmer, so daß man nicht mehr
unterscheiden kann, ob die darunterliegenden Gefäße sich verengert
oder erweitert haben. Die Schleimabsonderung stockt (in der Trachea)
nach diesen beiden Mitteln. Die Schleimhaut wird trocken, eigentümlich
glänzend. In der aufgepinselten Alaunlösung fand sich schon nach
5 Minuten abgelöstes Epithel. Ein altes Wiener Rezept von SCHRÖTTER
enthält Alaun als Gurgelwasser mit Zusatz von Spiritus und etwas
Menthol. Ein Eßlöffel auf ein Glas Wasser.

Rp.

Alumen.	3,0	Ol. menth. pip. gtt III.
Spir. frum.	30,0	M. D. S. 1 Eßlöffel auf ein Glas
Aqua dest.	300,0	kaltes Wasser zum Gurgeln.
Sir. diacod.	30,0	

Ich habe dieses Gurgelwasser über 40 Jahre lang bei akuten und
chronischen Katarrhen immer mit gutem Erfolg verordnet.

3. Argentum nitricum.

Bei Schleimhautschwellungen nicht nur der oberen Luftwege, sondern
aller Schleimhäute, bei leichten Ulcerationen und Fissuren, ist der
Höllenstein nicht nur das älteste, sondern das souveräne Mittel und
wird als solches auf der ganzen Welt geschätzt und angewendet. ROSS-
BACH sagt: Wenn man Höllenstein in Lösungen bis zu 4% aufpinselt,
so wird die Schleimhaut sofort weiß, die darunterliegenden Gefäße sind
nicht mehr zu erkennen. Pinselt man es auf die Schwimmhaut und
das Mesenterium vom Frosch, so verengen sich deutlich die Gefäße.
Die Absonderung der Schleimhäute versiegt, dieselbe trocknet ein.
ROSSBACH pinselte seine eigene Nase mit Lapis. In der Nase kam es
darauf zu stärkerer Hypersekretion. Pinselte er den Kehlkopf mit
Lapis, so hatte er wenigstens eine halbe Stunde lang ein deutliches
Trockenheitsgefühl. Daraus schloß er, daß die Schleimhäute der Nase
und des Larynx sich gegen Lapis ganz verschieden verhalten. Ferner
sagt er: Die Wirkung des Höllenstein bei akuten Entzündungen der
Hals-, Rachen- und Nasenschleimhaut ist eine vorzügliche; Schmerzen
und Trockenheitsgefühl werden fast unmittelbar aufgehoben, Entzündungen im Beginn coupiert, bereits bestehende rasch beseitigt.
Die günstige Wirkung erklärt ROSSBACH durch die durch das Mittel

hervorgerufene Kontraktion der Gefäße, Aufhebung der Blutstauung und Anregung der Resorption bereits gesetzter Exsudate. Besser und bezeichnender kann man sich über die Wirkung von Argentum auf die Schleimhaut nicht aussprechen. Jeder Praktiker wird das unterschreiben. Durch Anwendung verschiedener Konzentration der Lapislösung kann man, der Eigenart der individuellen Schleimhaut angepaßt, verschiedene Wirkungen erzielen. Das lernt der Arzt durch Erfahrung, und darin besteht seine Kunst. Der Anfänger wird geneigt sein, zu starke Lösungen zu verwenden. Der erfahrene Arzt geht tastend vor, verordnet erst dünnere Lösungen, die er je nach dem Fall steigert. Man tut gut, die Reaktion abzuwarten, ehe man zur weiteren Behandlung übergeht. In Wien standen auf dem Behandlungstisch immer drei Lapislösungen, 1 : 30, 3 : 30, 5 : 30. Die erste Lösung war nach etwa 24 Stunden, die zweite nach 48 Stunden, die dritte nach 4—5 Tagen in ihrer Reaktion abgeklungen. Ich habe die drei Lösungen in meiner Praxis immer beibehalten und bin immer damit ausgekommen. Außerdem gilt der Grundsatz, wenn man ausgedehnte Schleimhautflächen pinselt, dünnere, bei abgegrenzten kleinen Bezirken stärkere Lösungen zu nehmen. Zu Spülungen, z. B. im Larynxeingang meist mit der Spritze, habe ich Lösungen von 1 : 50 und 1 : 100 ohne Schaden genommen. Bei kleineren Geschwüren oder Fissuren, bei kleinen Granulationen nimmt man Lapis in Substanz an der angeschmolzenen und verschieden abgebogenen Sonde oder benutzt gegebenenfalls den Lapis mitigatus.

ROSSBACH teilte schon mit, daß Lapislösungen in der Nase viel heftigere Reaktionen hervorrufen als im Mund oder Kehlkopf. Man muß daher in der Nase, namentlich wenn man größere Flächen pinselt, dünnere Lösungen verwenden. Namentlich in engen Nasen kann man dabei nicht vorsichtig genug sein, weil eng aneinanderliegende Schleimhautflächen in der Nase verkleben, ja fest verwachsen können. Ein junger Assistent, der die verschwollenen engen Kindernasen etwas radikal mit stärkeren Lapislösungen pinselte, hatte uns eine Reihe schwer zu beseitigender Stenosen beschert. Am besten behandelt man enge Nasen nur mit der angeschmolzenen Lapissonde und beschränkt sich auf kleine Bezirke. Auf dem Pflasterepithel der Mundhöhle kann man schon energischer vorgehen. Auf Tonsillengewebe wirkt Lapis nicht so gut. Eine akute Angina wird schmerzhafter auf Pinseln mit Lapis. Man wird mit Jodpräparaten und später zu erwähnenden Mitteln weiter kommen. Bei chronischer hypertrophischer Zungenmandel kann man mit kräftigen Lapislösungen oder der angeschmolzenen Sonde recht gute Erfolge haben. Die Zunge verträgt kräftige Lapismedikationen sehr gut; Fissuren, Ulcera, auch Aphthen heilen auf stärkere Lapisbehandlung gut. Auch das Zahnfleisch reagiert, in möglichst kleinen

Bezirken mit starken Lösungen oder Sonde angefaßt, günstig auf Lapis. Im Larynx habe ich, außer den schon erwähnten ganz dünnen Lösungen zu Spülungen, immer nur mit 1 : 30 oder 3 : 30 gepinselt; ROSSBACH geht nur bis zu 4proz. Lösungen, sonst erlebt man starke Erstickungsanfälle. Mit der angeschmolzenen Sonde kann man unter Spiegelkontrolle kleine Geschwüre, Sugillationen, selbst Papillome und Sängerknötchen mit Lapis ätzen. Bei Bronchitis und Asthma wirken Pinselungen mit mittleren Lapislösungen unter Anwendung des Bronchoskops oft sehr erfolgreich. Lapis in gut ausgewählter Konzentration ist eben das souveräne Mittel für alle Schleimhäute, nicht nur in den oberen Luftwegen.

Eine Eigenart der Einwirkung des Höllensteins auf die Schleimhaut ist weniger bekannt, als sie es verdiente, weil sie wichtig ist für die Behandlung und die Differentialdiagnose: Während Höllenstein die tuberkulös erkrankte Schleimhaut, sowohl die exsudative wie die produktive Form, eher reizt und verschlechtert, heilt er bei vorhandener Syphilis Geschwüre und Infiltrate und beeinflußt sie günstig. Man kann dadurch z. B. bei Larynxgeschwüren zweifelhaften Ursprungs durch eine Lapispinselung mit ziemlicher Sicherheit feststellen, ob es sich um Tuberkulose oder Lues handelt.

Bei der Anwendung von Höllensteinpinselungen muß vor einem Unfug gewarnt werden: Man darf nie ohne Kehlkopfspiegel und Beleuchtung pinseln, vor allen Dingen aber, wenn dem Arzt die Pinselei langweilig wird, diese Behandlung der Frau oder Angehörigen nicht überlassen. Der Facharzt wird sich den Patienten zu sich bestellen und sorgfältig unter Beleuchtung die erkrankte Stelle pinseln. Der Laie taucht den Pinsel möglichst tief in die Flasche und fährt damit in den Schlund seines Opfers. Je mehr derselbe hustet, desto besser ist es an die kranke Stelle hingekommen. Jeder Praktiker kennt diese Fälle, wo durch diesen Unfug der arme Patient schließlich eine derartig malträtierte Schleimhaut meist an ganz falscher Stelle aufweist, so daß es nur *eine* Hilfe gibt, das sonst so segensreiche Mittel zunächst einmal gänzlich zu verbieten.

4. Ätherische Öle.

Über die expektorierenden Mittel aus der Gruppe der aromatischen Verbindungen berichtet ROSSBACH über das *rektifizierte Terpentinöl*. ROSSBACH beobachtete an sich selbst, wenn er Terpentinöl inhalierte, Abnahme der Sekretion bis zur Trockenheit. Ähnliche Erfahrungen machten andere Ärzte, Terpentininhalationen trocknen die Schleimhäute aus. Innerlich genommen zeigt es dieselbe günstige Wirkung. Das Terpentin, ähnlich wie der später so lebhaft empfohlene Buchenholzteer, Kreosot, wird durch das Blut wieder ausgeschieden, passiert also die Lungenalveolen, so daß die ausgeatmete Luft danach riecht. Es wirkt auch antiseptisch, die Sensibilität herabsetzend, die Respiration verlangsamend, Fieber vermindernd, kein Wunder, daß Terpentinöl und alle aus dem Holz der Nadelbäume gewonnenen ätherischen Öle mit ähnlicher Wirkung von jeher für Inhalationen und innerlich als Bonbons, Tabletten, Tropfen und als Medizin gegeben wurde. Terpene sind in Wasser schwer, aber in Chloroform, Äther, Alkohol löslich, sie verdunsten bei gewöhnlicher Zimmertemperatur. Man kann sie daher in allen Inhalationsapparaten verwenden, sie auf Tücher getropft über dem Bette aufhängen oder bei Kindern direkt auf das Kopfkissen träufeln.

Es gibt unzählige Präparate aus Fichtennadelextrakt mit allen möglichen Zusätzen, Jod, Schwefel, als Tropfen, Salben, Einreibungen, Badezusatz, Bonbons und Tabletten. Neuerdings wird ein Edeltannenextrakt hergestellt, Turiopin, das auch in allen Kombinationen und Formen mit Jod-Ichthyol, Menthol, zu haben ist. Eine sehr milde und doch wirksame Anwendung ätherischer Öle ist die percutane als Salbe. Ich habe schon früher Patienten bei oft akuter und chronischer Tracheitis und Bronchitis die Brust mit ein paar Tropfen Terpentinöl einreiben lassen. Bei einzelnen Patienten reizt das die Haut, so daß man das Terpentin mit Öl verdünnen mußte. Dann ließ ich mir in der hiesigen Schwanenapotheke ein Pflaster, Guttaplast mit Eucalyptusöl, herstellen, das, einige Tage ununterbrochen getragen, bei obigen Katarrhen sehr gut wirkte. Schließlich stellte die Firma Hoffmann und Köhler in Altona ein dem Namen nach aus Lärchenharz hergestelltes Präparat Laricopinum her, das die Haut gar nicht reizt und wegen des Zusatzes von überfetteter Seife Lungenseife genannt wurde. Es enthält als Zusatz Salbei gegen die Schweißbildung, ferner Eucalyptus, Zimt und Campher.

5. Apomorphin, Emetin, Pilocarpin.

ROSSBACH fand bei allen diesen Mitteln reichliche Schleimabsonderung, am stärksten bei Pilocarpin, schon bei einigen Milligramm. Es füllen sich dann die Schleimdrüsen der Trachea, so daß sie wie Knötchen aussehen; massenhafter dünner Schleim entleert sich, aber es kommt nicht zur Hyperämie. Auch JURASZ empfiehlt das Apomorphin als Expectorans sehr. Emetin, ein aus Ipecacuanha hergestelltes Mittel, gab wenig Wirkung. Das Pilocarpin hat unangenehme Nebenwirkungen auf das Herz, erzeugt starke Schweißbildung, stört bisweilen den Allgemeinschlaf, so daß ROSSBACH dem Apomorphin den Vorzug gibt. Ich selbst habe das Pilocarpin in Form eines Aufgusses von Jaborandiblättern zum Schwitzen gegeben bei Angina und auch bei hartnäckiger Schwerhörigkeit, und zwar 10: 200. In dieser Form fallen die Nebenwirkungen weg.

6. Pyoctanin.

Unter dem Titel Pyoctanin und andere Anilinfarben in der Behandlung der Hals-Nasen-Ohren-Krankheiten habe ich in Passows Beiträgen Bd. 23 (1926) eine ausführlichere Beschreibung gegeben. Pyoctanin und andere Anilinfarben färben die Bakterien nicht nur, sondern töten sie, indem sie in ihre Leiber eindringen, auch sicher ab. Cornil, Babes, Behring haben darauf hingewiesen, Stilling und Wortmann für die Augenheilkunde, Bresgen für unser Gebiet. Er verwendete vor allem Pyoctanin und Malachitgrün. Mor. Schmidt u. a. mit großer Praxis bestätigten die guten Erfolge. Ich selbst verwende es als keimtötendes und die Heilung rasch förderndes Mittel seit über 40 Jahren. Das außerordentliche Diffusionsvermögen des Pyoctanins, das Fehlen eiweißkoagulierender Eigenschaften ermöglichen ihm eine intensive bactericide Wirkung. Bresgen imprägnierte die frischen galvanokaustischen Schorfe mit Pyoctanin, die dann rasch abheilten und nicht mit der anliegenden Schleimhaut verklebten. Auch bei Sehnenscheidenphlegmonen verhinderte Pyoctanin-Gaze die Verklebung der Sehne, die Eiterung sistierte rasch. Ebenso wirkte Pyoctanin-Pulver, auf die Wundfläche gestreut, bei akuten Eiterungen, Furunkeln, Pararitium, Phlegmonen. Die Chirurgen berichteten gleich gute Erfolge. Komplizierte Schädelwunden heilten per primam; auch Gehirnwunden granulierten und heilten rasch. In Form von Pyoctanin-Gaze wurde auch im Weltkrieg Pyoctanin reichlich verwendet. Erich Schmidt schreibt darüber 1918 aus dem Feldlazarett: Wir sehen hier fast nie mehr Eiterungen, Wundfieber kennen wir kaum noch, der Wundverlauf ist äußerst kurz.

Das Pyoctanin dringt mehrere Millimeter tief in die Schleimhaut. Bei einer Patientin, die mit Pyoctanin-Blasenspülungen behandelt war, fand sich die Schleimhaut bis zur Muskulatur blau verfärbt. Ich selbst habe wiederholt Tonsillen vor der Tonsillotomie mit Pyoctanin gepinselt und fand dann in den Schnitten die blaue Färbung bis 3 mm tief bis in die Crypten hinein, die Mandelpfröpfe waren intensiv violett gefärbt. Dabei hat Pyoctanin auch eine schmerzstillende Wirkung, wie auch die Chirurgen bestätigen. Sehr oft kommen in mein Ambulatorium Assistenzärzte von anderen Abteilungen mit frischer Hospitalangina und starkem Schluckschmerz. Nach einer einzigen Pyoctanin-Pinselung gaben sie nach 5 Minuten an, daß der Schmerz schon nachgelassen habe.

Wo so viel Licht ist, ist natürlich auch etwas Schatten, und zwar ein tief violetter Schatten. Die Farbe, die sich leider nicht beseitigen läßt. Denn gerade in der Farbe liegt die Wirkung. Das Pyoctanin flavum und aureum ist nicht so stark in der Wirkung. Es läßt sich nicht leugnen, die blaue Farbe dringt durch den Verband, beschmutzt die Wäsche und Verbandstücke; die Hausfrauen klagen über die Flecke in den Taschentüchern, die sich nicht auswaschen lassen. Bei frischem Schnee ist der

Weg zum Ambulatorium blau markiert. Aber auch diesen Nachteil lernt man mit der Zeit fast ganz vermeiden, wenn man folgendes beobachtet: Die Pyoctanin-Lösung muß in einer weithalsigen Flasche aufbewahrt werden mit kuppelförmigem Glasstöpsel, so daß die Finger beim Öffnen und Schließen sauber bleiben. Die Glasflasche befindet sich in einer Holzhülse, damit ein etwa herabfließender Tropfen die Außenseite nicht berührt. Man verwendet mit Watte umwickelte, genügend lange Holzstäbe, die sofort weggeworfen werden, lange Pinzetten und Tupfer und aus Zellstoff geschnittene größere und kleinere Stücke zum Abtupfen. Ebensolche zum Ausschneuzen, die man dem Patienten mitgibt mit der Mahnung, das nächstemal alte gebrauchte Taschentücher mitzubringen. Hat man doch einen Fleck an die Hände bekommen, so gehe man sofort unter den Wasserhahn und entferne die Flecke mit Bimsstein. Man muß es eben, wie bei Höllenstein, lernen, Flecke zu vermeiden. Der große EHRLICH war bekannt durch seine methylenblaugefärbten Hände, man nannte ihn nur den veilchenblauen EHRLICH.

Pyoctanin heißt Eitertöter. In der Tat kann man es überall, wo eine Eiterung sich bildet, mit Vorteil verwenden. Wo eine Eiterung entstehen will, sieht man bei Anwendung von Pyoctanin eine geringere Reaktion, eine schnellere Heilung, Abnahme des Schmerzes, Verschwinden des üblen Geruches. Nicht nur die Chirurgen loben die keimtötende vorzügliche Wirkung des Pyoctanins in Form von Pulver, Lösungen oder Gaze, auch die Augenärzte, Dermatologen, Gynäkologen singen das Lob des Pyoctanins zum Teil in den überschwenglichsten Ausdrücken. In unserem Fach hat sich, wie erwähnt, das Pyoctanin rasch eingebürgert; zuerst in der Nase nach Anwendung des Galvanokauters auf der Schleimhaut, dann überall, wo Geschwüre sich zeigten, bei Aphthen stomatitis, bei der follikulären Angina, auch bei mehr trockenen Katarrhen, selbst bei Ozaena. Ausgezeichnete Erfolge auch bei tuberkulösen Prozessen im Larynx berichten SCHEINMANN, BLUMENFELD, HERYNG und ALEXANDER. Ich kann den günstigen Einfluß auf tuberkulöse Geschwüre im Larynx nur bestätigen, obwohl ich später eine andere Anilinfarbe, das Malachitgrün, bevorzugte. Überall, wo auf der Schleimhaut Schorfe, Nekrosen, verfärbte Stellen sich zeigten, war Pyoctanin von guter Wirkung. So habe ich dann immer nach einer Ätzung mit Lapis oder Chrom, nach Trichlor- und Milchsäure und Galvanokaustik den gesetzten Schorf sofort reichlich mit Pyoctanin durchtränkt und die sonst oft recht heftige Reaktion immer coupiert, Schmerz verhindert. Gerade das durch Ätzmittel zerstörte koagulierte Gewebe wurde durch das Pyoctanin und seine bactericide Tiefenwirkung gehindert, eitrig sich abzustoßen, trocknete ein, Eiterungen folgten nicht oder kaum merkbar. Bei den seltenen Fällen der Übertragung der Maul- und Klauenseuche auf den Menschen war Pyoctanin auch fast das einzige

Mittel, das raschen und guten Erfolg hatte. So fand das Mittel auch bald gegen die großen Epidemien von Maul- und Klauenseuche in Europa in der Tierheilkunde reichliche Anwendung, und zwar mit gutem Erfolge. Auch bei anderen Hautentzündungen, bei Wunden und Geschwüren wird Pyoctanin in der Tierheilkunde viel und immer mit Erfolg angewendet. Es tötet eben die Bakterien ab, Schwellung und Rötung, Schmerz verschwinden rasch, Heilung tritt ein. Das bezeugen alle, die es angewandt, ein Schaden, außer der Violettfärbung, wird von keinem angegeben. Die Chirurgen hatten schon berichtet, daß besonders bei Knocheneiterung am Schädel das Pyoctanin besonders gute und rasche Wirkungen habe. Ich habe daher bei Aufmeißelungen am Warzenfortsatz immer mit Pyoctanin-Lösungen, Einstauben von Pulver oder Pyoctanin-Gaze behandelt und guten desinfizierenden Einfluß des Mittels gesehen. Selbst die Gehirnsubstanz nimmt das Mittel an, die Entzündung wird gemildert. Der Einwurf, daß durch die gleichmäßige Färbung die Übersicht über die Wunde verlorengehe, besteht nicht zu Recht. Man lernt leicht die ruhenden Teile, die die Farbe behalten, von den granulierenden, noch entzündeten, die die Farbe abstoßen, unterscheiden und kann gerade daraus erkennen, wo noch Eingriffe nötig sind.

Im Kriege haben wir Ekzeme, besonders die so heftige und hartnäckige Bartflechte, am sichersten mit Pyoctanin heilen können. Bei nässenden Ekzemen, nach vorherigem Lapisschorf. Ich kann alle die guten Eigenschaften des Mittels hier nicht anführen und verweise deshalb auf die am Eingang angeführte Arbeit von mir in den Passowschen Beiträgen.

7. Inspirol

ist nach einem patentierten Kolloidverfahren hergestellt und enthält ätherische Öle mit so geringen Mengen saurer Kaliseife, daß sie im Wasser eine emulsoide Verteilung annehmen. Die in der Inspirol-Lösung suspendierten Teilchen lagern sich leicht auf der Schleimhaut ab, haften besser und länger und entfalten so eine intensivere Wirkung. BECHHOLD stellte im Frankfurter Institut für Kolloidforschung fest, daß die Hälfte und darüber von der Schleimhaut aufgenommen wird. Auch die desinfizierende Wirkung der zum Gurgeln verwandten Lösungen auf Streptokokken und Bact. coli u. a. war deutlicher. Das Gurgelwasser ist angenehm, erfrischend und schädigt selbst in starker Konzentration die Schleimhaut nicht. Auf der Abteilung für Lungenkranke in Langenhorn habe ich jahrelang den Kehlkopftuberkulösen die von mir etwas modifizierte Inspirol-Nasensalbe in die Hand gegeben und dadurch erreicht, daß die bei diesen Patienten meist trockenen Nasen leichter durchgängig wurden und auch im Schlaf der Mund geschlossen werden konnte. Der Hustenreiz wurde dadurch vermindert, so daß die Patienten das kleine Geschenk, das ich ihnen durch die Bereitwilligkeit der Fabrik machen konnte, sehr gerne nahmen. Jeder hatte seine eigene Tube, deren besonders praktischer Ansatz die Selbstbehandlung dem Patienten sehr bequem machte.

8. Das Morphium.

ROSSBACH nennt das Morphium den unersetzlichen Hustenbrecher. Es setzt die Sensibilität herab, damit den Hustenreiz, ebenso die Schleimsekretion. Damit ist es das gegebene Mittel bei akuten schmerzhaften Katarrhen und Hustenreiz. Auch bei Emphysem und gelegentlich bei Phthise sieht man rasche, wenn auch vorübergehende Erfolge. Am besten gibt man das Morphin mit Zusatz von kleinen Dosen von Apomorphin. Morphium wirkt vorwiegend central, und zwar schmerzstillend und narkotisch. Daneben unterdrückt Morphium aber auch den Hustenreiz und verlangsamt und beruhigt die Atmung. Das Morphium wirkt auch peripher, löst die Spasmen der glatten Muskulatur. Diese Wirkung hat auch das Opium, welches Papaverin enthält, in verstärktem Maße. Morphium stellt den Darm ruhig, kann daher verstopfend wirken. Statt des Morphiums hat man speziell gegen Hustenreiz das mildere Codein, Methylmorphin, eingeführt. Es hat sich in der ganzen Welt seinen Ruf als Hustenmittel erobert und wird auch als Codeinsirup gegeben. Trotzdem geben alle Ärzte zu, daß alle Morphium-Ersatzpräparate das Morphium in seiner schmerzstillenden und central narkotischen Wirkung nicht erreichen, auch nicht als Hustenmittel. So habe auch ich in meiner langen Praxis bei wirklich heftigem Hustenreiz immer gleich Morphium in Tropfenform verordnet, weil ich mich auf die Wirkung ganz sicher verlassen konnte.

Rp.	*Rp.*
Morph. muriat. 0,06	Pulvis Doweri 0,15—0,3. 3 × tägl.
Aqu. amygd. amar 30,0	
M. D. S. 3 × tägl. 20 Tropfen.	

Als Pulver habe ich das Morphium in den Larynx oder in die Trachea eingeblasen. Morphium 0,2 : Sachar. lactis 20,0 bei Schmerz und Hustenreiz. Morphium beruhigt, und so hat man in Wien fast allen Pulvern, auch dem Alaun und Tannin, etwas Morphium zugesetzt, weil Morphium immer entzündungswidrig wirkt. Ich habe diese Gewohnheit beibehalten, wie ich glaube zum Nutzen meiner Patienten. Ein ebenso altes, aus Heidelberg stammendes Rezept ist ein Morphium Linctus, der vor dem Cocain bei heftigen Halsschmerzen, auch bei Tuberkulose und Tumoren gegeben wurde:

Rp.
Morph. muriat.   0,1
Mucilago Gi. arab. Syr. papav. albi āā   25,0
M. fiat linctus.   Jeder Teelöffel = 0,01 M.

Auch gegen Kopfweh und Migräne hat mir Morphium in die Nase als Pulver, in Wasser gelöst und aufgeschnupft immer gute Dienste geleistet. Morphium 0,2, Sachar. lactis 20,0 trocken oder gelöst aufzuschnupfen.

Ehe man Morphium verordnet, wird man, namentlich bei Kindern und Jugendlichen, sich überlegen, ob man nicht mit leichteren Mitteln auskommt. So ist das Elixir pectorale mit oder ohne Codein zu versuchen, evtl. der Syr. Althaeae, den die Kinder gern nehmen zur Beruhigung, auch Baldriantee oder -tropfen. Ebenso die Hopfenpräparate, Hovaletten, Syr. papav. albi, Tabletten aus Hopfen und Baldrian, die man selbst Säuglingen geben kann.

Auch der einfachen Hausmittel erinnere man sich: Malzextrakt, Kandiszucker, Honig oder Eigelb mit Zucker. Alle diese Mittel kann man, dem Trinkwasser oder dem Tee evtl. der Milch zugesetzt, trinken lassen. Alle Patienten mit Katarrh und Erkältungen haben weniger Hunger, sie verlangen nach flüssiger Nahrung, und bei Kindern ist es doppelt wichtig, den Urin nicht konzentrierter werden zu lassen wie in normalen Tagen. So gibt man kühlendes Kompott oder Obst, Eis oder Schlagsahne. Heiße oder warme Getränke werden weniger gern genommen.

9. Cocain.

Die Cocapflanze ist in Peru einheimisch. Die Blätter werden mit Kalk gekaut und dienen in Peru Millionen von Menschen als Anregungs- und Belebungsmittel, wie bei uns der Tabak und der Alkohol, denn die Cocakauer rauchen und trinken nicht. Die Droge beseitigt den Hunger und den Durst, ersetzt den Schlaf, gibt ein seltenes Kraftgefühl und ermöglicht den Bewohnern des Landes, in den höchsten Gebirgslagen zu arbeiten. Ersetzt also den Mangel an Sauerstoff. Es erzeugt aber auch eine Art von Lustgefühlen und seligen Träumen, wie sie der Opiumraucher empfinden soll, ohne dessen schlafmachende Wirkung. Man liest in den Reisebeschreibungen Wunderdinge von Kraft und Ausdauer, deren Cocakauer fähig waren. Die Wirkung gleicht dem Einfluß der Colanuß, die wir ja auch als Belebungsmittel schätzen, oder des Kaffees oder Tees, den wir ja als Coffein und Theobromin verwenden. Im Übermaß und zu lange gebraucht, verfallen die Cocakauer einer Kachexie, die sich äußerlich schon in Abmagerung und Anämie, grauer Hautfärbung zeigt und zum Tode führt. Das bei uns seit etwa mehr als einem Menschenalter eingeführte Alkaloid, das Cocain, wird vor allem als Anaestheticum verwendet und geschätzt, macht, auf die Schleimhaut gebracht, eine fast völlige Anästhesie, wurde zuerst in der Ophthalmologie, dann zur Erzeugung einer Unempfindlichkeit aller Schleimhäute verwendet. In den oberen Luftwegen konnte man jetzt mancherlei Manipulationen und Eingriffe vornehmen, da man früher die Schleimhäute nur unvollkommen mit Morphium und Chloroform einigermaßen schmerzlos zu machen imstande war. Das Cocain ist heute in unserem Fach, der Chirurgie, Gynäkologie, Dermatologie und Ophthalmologie trotz der verschiedensten Ersatzpräparate unentbehrlich. Es zeigte sich bald, daß Cocain recht bedenkliche und gefährliche Giftwirkungen hatte, wenn man eine gewisse, individuell schwankende Dosis überschritt. Ohnmachten, selbst Todesfälle wurden berichtet. Der Ort der Anwendung war dabei von Wichtigkeit. So wurden namentlich bei Anwendungen an der Blase und Harnröhre beim Katheterismus oder Operationen schwere Zufälle von Chirurgen und Urologen veröffentlicht. Sehr segensreich und unschädlich erwies sich Cocain in unserem Fach, wenn man nur sorgfältig darauf achtete, daß nicht unnötig Cocain-Lösung in den Magen abfloß und Lösungen von höchstens 20% nicht überschritten wurden. Ich füge gleich hinzu, daß ich während meiner langen Praxis fast bei allen Patienten, namentlich in der Nase, immer Cocain verwendete, diese Lösung aber immer mit feinen Wattebäuschen, die ich stets ausdrückte, auf circumscripte Stellen brachte. Ich habe auch bei Ohrenkranken vor dem Katheterismus immer den unteren Nasengang cocainisiert, ohne Schwierigkeiten und Schmerzen, ohne je einen schweren Vergiftungsfall zu erleben, der mich veranlaßt hätte, das Cocain aufzugeben. Andererseits habe ich gesehen, daß junge Assistenten bei der Cocainisierung der Nase in dieselbe einen Meter lange Gaze, die mit der Lösung triefend durchtränkt war, einpreßten, und diesen Unfug natürlich sofort abgestellt. In der Privatpraxis verbietet sich das schon durch den hohen Preis der Droge. Ich erinnere mich nur eines einzigen Falles, wo eine Dame mich fragte, wie es komme, daß sie nach einer Behandlung immer eine Zeitlang so besonders vergnügt und aufgeräumt sei. Daraufhin bin ich bei Anwendung von Cocain besonders vorsichtig geworden.

Ich habe 1—5 proz. wässerige Lösungen von Cocain benutzt mit Zusatz von 10% Alkohol, weil dadurch die die Schleimhaut bedeckende Schleimschicht koagulierte und dann das Cocain direkt auf die Schleimhaut wirkte. In der Mundhöhle gab ich gegen Schmerzen Cocain-Pastillen in kleiner Dosis dem Patienten in die Hand. Den Larynx und die unteren Abschnitte habe ich immer mit Watteträger oder Spritze tropfenweise cocainisiert, ebenso die Trachea zur Bronchoskopie. Bei dieser sorgfältigen Anwendung habe ich nicht in einem einzigen Falle eine unangenehme Nebenwirkung erlebt. Die Schleimhaut, namentlich der Nase, schwillt dann nach wenigen Minuten sichtbar ab, die Nase wird übersichtlich, denn Cocain wirkt nicht nur anästhesierend, sondern auch anämisierend, es verengt die kleinen Gefäße. Als Spray für die Nase habe ich Cocain immer nur selbst in der Sprechstunde angewendet, nicht den Patienten mitgegeben, und zwar Cocain mur. 0,02, Suprarenin 2,0, Aquae 10,0 mit etwas Alkohol, um die Nase übersichtlich und unempfindlich zu machen. Pastillen zum Zergehen im Munde 0,005 bis 0,01 pro Dose in Fruchtpaste von schwarzer Johannisbeere. Nie mehr als 20 Stück bei starkem Schluckschmerz. Auch als Schnupfpulver habe ich Cocain nur 0,2 mit Sachar. 10,0 gegeben, dazu 0,1 Mentholpulver bei schmerzhafter Rhinitis.

Um eine vollkommene Anästhesie im Larynx zu erreichen, bedarf man einer 20 proz. Lösung für galvanokaustische Eingriffe, Polypenoperationen oder Probeexcisionen. Man bedient sich der Larynxspritze oder des Wattepinsels, unter Leitung des Spiegels selbstverständlich. Bei längeren Operationen muß man, wenn die Anästhesie nachläßt, das Mittel wiederholen. Cocain braucht meistens eine Viertelstunde, ehe es kräftig wirkt. Bei Galvanokaustik der Nase ist ebenfalls eine 20 proz. Lösung erforderlich, um die Schleimhaut gefühllos zu machen. Cocain enthält Benzoesäure, Methylalkohol und eine Base. Die Blätter enthalten u. a. auch Zimtsäure, also ein Herzmittel.

Unter diesen Kautelen wird man dieses unersetzliche Mittel ohne Schaden für die Patienten und ohne ihnen Schmerzen zu bereiten, immer anwenden dürfen. Es kommt eben auf das Wie an.

Bei der giftigen Nebenwirkung des Mittels, die man nach meiner Erfahrung, besondere Fälle ausgenommen, vermeiden kann, suchte man natürlich nach Ersatzmitteln. RUPPRECHT, Bremen, unser im Kriege gefallener Kollege, hat alle diese Ersatzpräparate, Tutocain, Psicain, und wie sie alle heißen, in Selbstversuchen und Tierexperimenten nachgeprüft und empfiehlt statt Cocain das Alypin zu nehmen. Zur Infiltrationsanästhesie nahm man das Novocain, mit Zusatz von Suprarenin.

10. Alypin.

Alypin ist ein Glycerinderivat und ist nach RUPPRECHT nur halb so giftig wie Cocain. Es unterscheidet sich von Cocain dadurch, daß es die kleinen Gefäße erweitert. Dadurch fällt die so wichtige anämisierende Wirkung weg. Um es dem Cocain in der Wirkung gleichzustellen, setzte man daher von Anfang an Suprarenin zu. RUPPRECHT empfiehlt nach seinen eingehenden Versuchen eine Stammlösung von 20 proz. Alypin mit gleichen Teilen einer Suprareninlösung und behauptete, diese Lösung sei in der Wirkung anhaltender und stärker wie eine entsprechende Cocainlösung. RUPPRECHT hat auch bei Operationen im Larynx kein Cocain mehr verwendet. Ich kann das nicht bestätigen. Wenn ich doch versuchsweise Ersatzpräparate von Cocain verwendete, habe ich immer wieder zu 20 proz. Cocain gegriffen, um eine genügende und befriedigende Anästhesie zu erreichen.

An einer Stelle des Körpers ist Alypin dem Cocain allerdings überlegen, am Trommelfell, wo Cocain bei der Paracentese wegen seiner gefäßverengenden Wirkung versagt. Alypin erweitert die Gefäße, so dringt das Mittel mit seiner schmerzstillenden Wirkung tiefer ins Gewebe. Ich habe mir eine $33^1/_3$proz. wässerige Lösung von Alypin herstellen lassen, die nach einer Viertelstunde eine genügende Unempfindlichkeit, namentlich bei dem zarten Trommelfell der Kinder, erzeugt, so daß man ruhig den Trommelfellschnitt machen kann. Siehe meine Publikationen. Katz und Scheibe konnten diese erwünschte lokale Wirkung bestätigen und auf Allgemeinnarkose verzichten. In der Nase selbst habe ich nur dann das Alypin dem Cocain vorgezogen, wenn ich nur anästhesieren wollte, nicht abschwellen, so beim Abtragen der hinteren Muschelenden oder von Nasenpolypen.

So hat das Alypin sicher auch Vorzüge vor dem Cocain, die ich vor allen Dingen darin erblicke, daß man Alypin, das weniger giftig ist, auch dem Patienten zum öfteren Gebrauch in die Hand geben kann. So gab ich mit starken Nasenschwellungen oder Nebenhöhlenerkrankungen behafteten Patienten immer einen Spray zum täglichen Gebrauch von Alypin mit Sup7rareninzusatz. Dieser Alypinspray, Alypin 2,0, Aquae 150,0, Suprarenin 40, zur Hälfte mit warmem Wasser verdünnt, war eine meiner häufigsten Verordnungen bei akuten und chronischen Nasenerkrankungen. Mit dieser nicht einmal 1 proz. Alypin-Suprareninlösung konnten die Patienten zu Hause immer eine sehr erwünschte Erleichterung von ihren Nasenbeschwerden sich verschaffen.

11. Inhalationen.

Blumenfeld, Wiesbaden, hat ein Menschenleben lang über Inhalationstherapie Erfahrungen gesammelt und veröffentlicht. Ich kann diesen Erfahrungen und Anschauungen daher um so mehr folgen, als die meinigen sich im großen und ganzen mit ihnen decken. Früher wurden vor allem in den Kurorten selbst die natürlichen Quellen zu Inhalationen verwendet. Die Erfolge waren sehr gut, weil hier nicht nur die Wirkung der Quellen zur Entfaltung kam, sondern die Kranken in den meist wald- und ozonreichen kleinen Kurorten dem schädigenden Einfluß der Großstädte, der anstrengenden Arbeit in schlechter Luft, dem Alkohol- und Tabakmißbrauch entzogen wurden. Man hatte Zeit und Ruhe, sich seinem Katarrh zu widmen.. Ems galt, wie schon erwähnt, für das bekannteste, von In- und Ausländern mit Vorliebe besuchte Inhalationsbad. Da es sich um wässerige Lösungen handelte, wurden die betreffenden Mineralwässer einfach erwärmt und der Dampf eingeatmet. Es wurde also warm, oft sogar heiß inhaliert. Der Patient konnte willkürlich die Temperatur regulieren, indem er sich dem den Dampf ausströmenden Glasrohr mehr oder minder näherte oder dasselbe direkt in den Mund einführte. Diese Einzelinhalationen von verdampften Mineralwässern waren damals in den Kurorten allgemein üblich, momentan auch erfolgreich, aber die Wirkung nicht anhaltend. Die Patienten, zurückgekehrt in weniger günstiges Klima, in die alten Verhältnisse, Büros, Kontore, Fabriken, die Abhängigkeit von geselligen und beruflichen Verpflichtungen, ließen die alten Beschwerden bald wieder aufleben.

Die Erfolge wurden wesentlich besser, als man statt warmen Wasserdampfes kühle Preßluft als treibende Kraft einführte und die Zerstäubungen der Flüssigkeit durch Düsen so steigerte, daß die kleinsten Teile bis in die kleinsten Bronchialzweige eingeatmet werden konnten. Es war das das alte Prinzip von SALES, Giron in den Pyrenäen; vor allem aber wurde jetzt mehr durch die Nase inhaliert und der Nasenrachenraum gründlich behandelt. Man war der Ursprungsquelle des chronischen Katarrhs nähergekommen.

Als ich in meinem neu erbauten Pavillon in Eppendorf mir ein Inhalatorium im Pavillon selbst einrichtete, bezog ich die ganze Einrichtung von Heyer in Ems. Ich kannte dessen gute Arbeit aus meinen häufigen Besuchen in Ems. Im Keller befand sich eine durch Elektromotor betriebene Luftpumpe und zwei große Windkessel mit positivem und negativem Luftdruck, die das ganze betrieben. Im Saale darüber die drei Warmwasserapparate (Einzelapparate), drei SCHNITZLERsche Apparate mit Ansätzen hauptsächlich für die Nase, und zwei pneumatischen Apparaten für Einatmung komprimierter Luft, und zwei pneumatische Apparate für Einatmung komprimierter Luft und Ausatmung in verdünnte Luft mit sehr einfachem Doppelventil. Die komprimierte Luft kann durch eine erwärmte WULFsche Flasche erwärmt und ein verdünntes ätherisches Öl beigemengt werden. In einem anderen kleinen Raum war die sog. Rauminhalation untergebracht, wo durch einen hoch angebrachten Zerstäuber, ähnlich dem WASMUTHschen, Sole gegen Glasplatten geschleudert sich in ganz feinen Teilchen im Raum verteilt, sich langsam zu Boden senkt und von dem im Raum befindlichen Patienten eingeatmet wird. Die Verteilung ist so fein, daß die Medikamente, Salz oder Bor, wie durch gefärbte Lösungen an Tieren sichergestellt, bis in die äußersten Lungenränder gelangen. Die Kleider der Inhalierenden sind kaum feucht, nur der Holzboden des Raumes naß. Die Zerstäubung der Inhalationsflüssigkeit in kleinste Teile erfolgte durch Preßluft, so daß dieselbe mit eingeatmet wurde. Ätherische Öle mengte man der Flüssigkeit bei.

Aber auch die im Prinzip ganz andere Verteilung, durch einen Wasserdampfstrahl in einem Kessel die treibende Kraft zu gewinnen, wurde jetzt für kleine Apparate im Hause benutzt, eine Gas- oder Spiritusflamme genügte. Dem Dampfstrahl mit reinem Wasser fügte man jetzt eine Inhalationsflüssigkeit bei, indem man aus einem kleinen, mit Röhren verbundenen zweiten Gefäß, das rechtwinklig zur horizontalen Kesselröhre stand, die Inhalationsflüssigkeit ansaugen ließ. Ganz feine Düsen in den beiden Röhren erzeugten so einen warmen Wasserstrom, dem in feinster Verteilung die Inhalationsflüssigkeit sich beimengte. Man konnte jetzt lösliche Medikamente, Salze, Alaun, Tannin, ätherische Öle, aufs feinste verteilt, auf die Schleimhaut wirken lassen. Bei der alten Methode, durch Kessel verdampfte Mineralwässer zu inhalieren, blieb ja der Hauptteil der Mineralien im Kessel. Jetzt konnte man bestimmte Konzentrationen, je nach dem Fall dosiert, auf die Schleimhaut bringen. So war der kleine, durch eine Spiritusflamme betriebene, sehr einfache und dadurch billige Inhalationsapparat von SIEGLE vor 50 Jahren in jeder Familie zu finden und wurde bei allen Formen von Heiserkeit und Halsbeschwerden verordnet. Nun zeigte sich bald bei der summarischen und häufig kritiklosen Anwendung der warmen Inhalationen, daß bei Katarrhen, namentlich chronischen, der Erfolg ein oft sehr geringer war, so daß die Reizbarkeit der Schleimhäute sich steigerte und die Patienten von selber diese Behandlung aufgaben. Dennoch war der kleine SIEGLEsche Apparat überall da von großem Nutzen, wo man, wie bei der Diphtherie, Membranen lösen oder dicke Borken und Krusten erweichen wollte. Ich habe diesen kleinen, überallhin leicht verschickbaren Apparat auch recht häufig verordnet und mit Nutzen verwendet. Bei Diphtherie wurde Kalkwasser als das geeignetste Mittel erkannt. GERHARDT, bekanntlich ein ausgezeichneter Laryngologe, ließ auch mit dünnen Argentumlösungen inhalieren, und bei Hämoptoe mit Lösungen von Liquor ferr. scesquichlor. Er schreibt, der Kranke wurde dadurch gleich nach der ersten Sitzung von seiner Hämoptoe befreit und stellte mit dem Spiegel das Eindringen der Lösung bis in die kleinsten Bronchien fest. Man inhalierte auch mit Alaun, Tannin, Salmiak, bei schlechtem Geruch mit Teer in Form von Aqua picea. Alle diese Medikamente wird man heute noch in entsprechenden Fällen mit Nutzen verwenden, ja es gibt kaum ein lösliches Medikament, was man in dieser Form nicht dem Körper einverleiben könnte. Medikamente, die sich leicht in Form von Gasen verwandeln, so die ätherischen Öle, Terpentin, Kieferlatschenöl, Kreosot, Eucalyptusöl, gehören daher. Mentholöl, das die Gefäße verengt und die Schleimhaut abschwillt, wurde häufig verwandt und fast immer in kleiner Menge zugefügt, wenn man Ölgemische verordnete. Um alle Teile des Rachens erreichen zu können, wurden die Düsen der Inhalationsapparate drehbar gemacht, so kam man durch Beobachtung bald dahin, daß die trockenen und borkigen Katarrhe weniger im Halse selbst, sondern im Nasenrachenraum und der Nase selbst sich fanden. Die Entwicklung der Rhinologie machte sich geltend, und in den letzten Jahrzehnten wurden die Inhalationen durch die Nase mit Recht mehr verordnet als Inhalationen durch den Mund. In den Kurorten setzte man sehr praktische Ansätze für die Nase auf die Inhalationsröhre, so entstand SCHNITZLERS Apparat, den ich, wie oben gesagt, auch in Eppendorf anschaffte und der überall, weil er besonders wirksam war, von den Patienten geschätzt wurde.

Die Behandlung der Rachenkatarrhe von der Nase aus wurde immer mehr in ihrer Bedeutung erkannt, und nun entstanden eine Legion von kleinen Inhalationsapparaten und Nasensprays, die durch einen Gummiballon mit der Hand betrieben, in der Tasche mitgeführt werden konnten und ebenso beliebt wie wirksam waren. Bei den einzelnen Medikamenten werden sie erwähnt.

Die Versuche, ätherische Öle direkt durch Wärme zu vergasen, wie sie HERYNG machte, waren arge Mißgriffe, weil diese Öle alle möglichen schädlichen Verbindungen erzeugen, die Veranlassung zum baldigen Verschwinden dieser Apparate wurden.

Wie stellt sich nun die heutige Ärztewelt und die Patienten zur Frage der Inhalation? Von einem eigenen Inhalatorium wird nur der Arzt wirklich großen Nutzen sehen, der sich mit dem Verfahren, den Apparaten und den Medikamenten ganz eingehend bekannt macht und sein Inhalatorium unausgesetzt unter persönlicher Kontrolle hat. Das wird mir jeder bestätigen, der die Inhalationsfrage mit Interesse längere Zeit verfolgt. Ich habe bei Besuchen von Luftkurorten, Lungenheilstätten und Krankenhäusern und Kliniken immer nach dem Inhalatorium gefragt und fand dieselben sehr oft außer Betrieb oder zu anderen Zwecken verwendet, namentlich da, wo dieselben von den eigentlichen Behandlungsräumen örtlich getrennt waren. Es fehlte eben das Interesse des Arztes, dem das Inhalatorium unterstellt war. Ob wirklich Lungenkranke einen großen Nutzen von der Inhalationstherapie haben, kann zweifelhaft sein, da genügt eine Behandlung der Nase, wenn dort trockene Katarrhe die Nasenatmung stören. Ich habe, wie ich schon oben sagte, in der Langenhorner Lungenheilstätte mit Inspirol-Nasensalbe gute Erfolge gehabt.

Mit großen Mitteln und entsprechendem Komfort, Eleganz und peinlicher Hygiene wurden in Großstädten, namentlich in Berlin, Inhalatorien errichtet; sie haben sich nicht bezahlt gemacht, soweit ich das verfolgen konnte. Anders ist das in gesuchten Kurorten, wo die Leute die nötige Zeit und Ruhe haben, oder in großen Kliniken, wenn der Arzt persönliches Interesse hat und ein geschultes Personal zur Verfügung steht. Ich habe von meinem Eppendorfer Inhalatorium großen Nutzen gehabt, weil dasselbe im Ambulatorium selbst untergebracht war. Die Patienten wurden ausgesucht und inhalierten dann vor der Lokalbehandlung. Die Schleimhäute waren so von Borken und

Krusten und Schleim gut gereinigt, und Medikamente, mit Watteträgern oder Pulverbläsern direkt auf die Schleimhäute gebracht, konnten so eine viel intensivere Wirkung entfalten. In der Rauminhalation konnten die Patienten sich längere Zeit aufhalten, vor und nach der Behandlung, und atmeten dort die fein verteilte Sole ein. Meine zahlreichen Kanülenpatienten, meist Kinder, spielten und lasen dort unter Aufsicht einer zuverlässigen Schwester oft mehrere Stunden lang. Dieselben guten Erfahrungen hat man an allen größeren Kliniken gemacht und darüber berichtet.

Wohl die meisten Fachärzte haben, wenn nicht Inhalatorien, so doch größere Inhalationsapparate in ihren Behandlungsräumen, wie sie Mor. Schmidt und Spiess vorbildlich konstruiert und angegeben haben. Dieselben wurden jetzt mit Elektromotoren bewegt, so daß sie ohne große Mühe jederzeit zur Verfügung standen. Besonders entwickelt ist diese Technik in Amerika, wo ja in jedem Hause warme und kalte komprimierte Luft und warmes und kaltes Wasser fast in allen Räumen, namentlich in den großen Sprechstundenvereinigungen, vorhanden ist. Wer viele Sänger, Schauspieler und Lehrer zu behandeln hat, kann auf diese Anlagen kaum verzichten. Ich habe mir an einem Pantostaten einen sehr wirksamen Inhalationsapparat, oder besser Sprayapparat, anbringen lassen. Durch Gummischläuche werden Glasröhren mit Metallventilen, die sich öffnen und schließen lassen, für den Larynx wie üblich gebogen, mit dem Pantostaten verbunden und unter Leitung des Spiegels in den Mund eingeführt. Der senkrechte Teil des Glasrohres führte in eine mit Inhalationsflüssigkeit gefüllte Eprouvette, aus der, vom Luftstrom angesaugt, sie in feinster Verteilung in kräftigem Strahl auf die Schleimhaut sich ergoß. Mit der rechten Hand dirigierte man den Strahl, den Daumen auf dem Metallventil, auf die richtige Stelle und verfolgte die ganze Manipulation mit dem Kehlkopfspiegel in der linken Hand. Das Modell dieses Glasrohres mit doppeltem Kanal für Luft und Flüssigkeit, das aus einem horizontalen, an der Spitze gebogenen, und einem kürzeren senkrechten Schenkel bestand, hatte ich mir von Curtis in New York mitgebracht und durch Vermittlung der Firma Ad. Krauth in Hamburg in einer Glasbläserei nachbilden lassen. Diese Glasröhren waren viel stärker als die bisher in Deutschland üblichen und hielten daher einen viel stärkeren Druck aus. Ich habe fast nur wässerige Lösungen verwandt, mit warmem Wasser verdünnte Sole mit Zusatz von ein paar Tropfen Suprarenin, oder bei Schmerzen mit Cocain oder Anästhesin. Die feinen Röhren müssen nach Gebrauch immer wieder mit destilliertem Wasser und Alkohol durchgespritzt werden.

In den Solbädern wird ja die starke natürliche Sole mit Röhren auf die Gradiervorrichtung geleitet, wo sie durch eine dicke Wand aus dichten Zweigen und Ästen im Freien tropfen und das Wasser verdunstet, während die konzentrierte Sole unten abfließt. Namentlich wenn die Luft bewegt ist, ist in der Nähe dieser Gradierwerke die Luft stets gemengt mit feinverteilter Sole, staubfrei, kühl und angenehm zu atmen. Diese Rauminhalation im Freien, wie man sagen könnte, ist sehr wirksam, weil die Salze direkt in Außentemperatur mit eingeatmet werden, und bei den Patienten sehr geschätzt. Ganz in der Nähe der Röhren ist die Luft so wasserhaltig, daß man Schutzkleider und Kopfbedeckungen tragen muß; aber selbst auf weitere Entfernungen, wo man das nicht braucht, sitzen die Patienten von früh bis abends, namentlich im warmen Sommer, in dieser Inhalationsatmosphäre.

12. Galvanokaustik.

Wenn man Schwellungen in der Nase oder Granulationen im Hals oder im Kehlkopf beseitigen will, ist die Galvanokaustik als wirksame und zugleich unblutige Methode an erster Stelle zu nennen, und bekanntlich in den letzten Jahrzehnten unserer Fächer. Vor allem hat MOR. SCHMIDT die Technik in vollendeter Weise ausgebildet und verfeinert. HACK in Freiburg hat, wie schon erwähnt, die Fernwirkungen der Galvanokaustik zur Allgemeinbehandlung empfohlen. Die Gynäkologen haben nach FLIESS die Beeinflussung der Genitalsphäre von der Nase aus gepriesen, so daß diese Wirkung zuzeiten entschieden übertrieben wurden. Aber bei richtiger Auswahl der Fälle und sachlicher Kritik können sie noch heute damit oft sehr wirksam helfen. Andere Ätzmittel, wie Chrom, Trichloressigsäure und Kohlensäureschnee, wurden in die Therapie eingeführt, aber, wie ich bei der Wirkung der Trichloressigsäure schon sagte, ist die Wirkung der Galvanokaustik deswegen vorzuziehen, weil sie einfacher und unblutig ist.

Über Elektrolyse will ich nur ein paar Worte sagen. Bei der Zerstörung von Neubildungen, namentlich kleinen, gut verwertbar, kommt sie zur Behandlung von Katarrhen kaum in Betracht. Die galvanokaustische Schlinge wurde von MOR. SCHMIDT auch zur Abtragung von hypertrophischen Tonsillen empfohlen, hat sich aber nicht eingebürgert. Auch zur Entfernung einfacher, als Folgen chronischer Katarrhe entstandener Schleimpolypen ziehen die meisten die kalte Schlinge vor.

13. Trichloressigsäure.

Trichloressigsäure ist in der Wirkung auf die Schleimhäute ähnlich der Wirkung der Galvanokaustik. Trichloressigsäure soll kräftig wirken und die Schleimhautpartien verschorfen. Man verwendet sie daher am besten in reiner krystallisierter Form. Mit Ätzmittelträgern, die an einem kräftigen Griff messerartige stumpfe Platten tragen, in deren kleinen Vertiefungen man das Mittel selbst drückt, bringt man es auf die Schleimhaut der Nase, in der Hauptsache auf die unteren Muscheln. Die Verätzungen der unteren Muscheln und dadurch Erweiterung der Haupthöhle der Nase ist das Hauptgebiet für die Verwendung der Trichloressigsäure. Da sie, wie an betreffender Stelle hervorgehoben, Pyoctanin die Reaktion der geätzten Schleimhaut mildert, wird man, ähnlich wie die Schorfe bei Galvanokaustik, auch die Schorfe von Trichloressigsäure mit Pyoctanin behandeln und dadurch die Behandlung sehr mild gestalten.

Sehr wirksam ist die Trichloressigsäure auch bei der Behandlung der Pharyngitis granulosa. In den Fällen, wo einzelne Granula im Rachen quälenden Hustenreiz und Trockenheit und gelblich gefärbten Auswurf zeigen, kann man mit Krystallen von Trichloressigsäure die Beschwerden sehr rasch und meist dauernd beseitigen. Man bringt die Krystalle dann auf die Granula mittels einer Sonde oder eines Ätzmittelträgers, an dessen Spitze eine kleine Vertiefung zur Aufnahme des Mittels sich findet. Man kann so den Schorf auf einen ganz kleinen Punkt beschränken. Auch da tränkt man den Schorf mit Pyoctanin. Da Trichloressigsäure scharf brennt, wird man die Stelle vorher gut cocainisieren, eine 5—10proz. Cocainlösung mit Alkoholzusatz, der anästhesiert und zugleich reinigt. Auch die hinteren Muschelenden, die die Choanen verlegen, kann man so verkleinern, wenn man sie nicht blutig mit der Schlinge abtragen will. Die Polster am hinteren Septumende, die häufig Schwellgewebe enthalten und die Luftpassage der Nase verlegen, kann man gleichfalls mit Trichloressigsäure verkleinern. Man dreht dann den Ätzmittelträger median zum Septum und kontrolliert den Eingriff postrhinoskopisch. Das Mandelgewebe eignet sich für das Mittel nicht, dasselbe reizt, ist schmerzhaft und die Wirkung gering.

14. Die Behandlung des Nasenkatarrhs.

Bei allen Katarrhen der oberen Luftwege muß die Nase, wenigstens in unserem Klima, mit behandelt werden, auch wenn nicht über dieselbe geklagt wird. Die Nasenatmung muß Tag und Nacht völlig frei sein. Mit Salben, Schnupfenpulver, dem Alypinspray, Aufschnupfen von Mistol, durch regelmäßigen Gebrauch eines der zahllosen Zerstäuber, die man dem Patienten mitgibt, läßt sich das erreichen. In der Sprechstunde, wo man besonders circumscripte Partien, namentlich der unteren Muscheln, mit starken Ätzmitteln, Chrom oder Trichloressigsäure, beseitigt, eventuell auch operativ die hinteren Muschelenden mit Schlinge oder Instrumenten abträgt, erreicht man dadurch eine völlig freie Nasenatmung.

II. Sänger und Schauspieler und die Behandlung ihrer Beschwerden.

Sänger und Schauspieler sind ein besonderes Völkchen. Es gibt natürlich die verschiedensten Menschen darunter, je nach Abstammung, Temperament, Alter und äußeren Verhältnissen, aber etwas Besonderes hat jeder und jede. Fade, langweilige Menschen findet man kaum unter ihnen. Wenn in einer vollbesetzten Sprechstunde nach vielen schweren und langweiligen Patienten ein Künstler an die Reihe kommt, wird man von der frischen, temperamentvollen Art meist selbst erfrischt. Es sind ja meist besonders gesunde Menschen, die nur über leichte, wenigstens für den Arzt leichte Beschwerden zu klagen haben. Viele sprudeln von Humor, alle sind sie liebenswürdig, leicht getröstet und, wenn man ihnen helfen kann, glücklich und dankbar. Ich habe Künstler immer gern behandelt. Ihre Stimmung wechselt wie ihre Rollen. Um so leichter sind sie zu beeinflussen. Für den Laryngologen sind sie Patienten, von denen man immer lernen kann. Ihre Klagen und Beschwerden entstehen durch meist sehr feine Veränderungen am Stimmapparat, die nicht immer auf den ersten Blick erkennbar sind, meist funktionelle Störungen. Man muß Auge und Ohr anstrengen, die geklagten Beschwerden genau vergleichen mit dem Befund, und das Wesentliche vom Nebensächlichen trennen. Bei der Anamnese muß man immer auf ihre Rollen eingehen, und die betreffenden Stücke, in denen sie Schwierigkeiten haben, am besten selbst sich anhören. Wenn man den Künstler oder die Künstlerin, die man früh in der Sprechstunde untersucht und behandelt hat, abends hört und sieht, wird man sich oft erst klar, was sie meinen und was sie haben oder was ihnen fehlt. Kurz, der Sänger, der Schauspieler, männlich oder weiblich, versetzt den Arzt in ein ganz anderes Milieu als die Patienten, von denen so feine und komplizierte Leistungen nicht verlangt werden. Sehr unterstützt wird man in der Beurteilung feinerer Störungen in der Leistung der Stimme, wenn man Kollegen, Kolleginnen der Künstler, die mit dem Betreffenden zusammen singen oder spielen, um ihr Urteil befragt. Diese finden mit ihrem geübten Ohr viel sicherer heraus, wo der Fehler zu suchen ist. Man müßte also eigentlich Theaterarzt sein. Das bin ich aber, ebenso wie MORITZ SCHMIDT, SPIESS, B. FRÄNKEL, nie gewesen, und zwar deshalb nicht, weil man dabei oft seine Unabhängigkeit verliert. Wenn man die Frage entscheiden soll, ob ein Sänger spielen oder singen soll oder kann, steht man dann zwischen dem Künstler und Intendanz oder Direktion; ich habe mich aber immer lieber auf die Seite meiner Patienten gestellt und kam so nie in Gewissenskonflikte. In einer großen Anzahl ist der Grund der Beschwerden oder der Sorgen der Künstler nicht wirklich in Störungen der Stimme zu suchen, die sie zum Arzt führen, sondern man findet bald heraus, daß kleinere oder größere Reibungen zwischen Künstler und Kapellmeister, Intendant oder Theaterdirektor bestehen, die Unzufriedenheit der Künstler daraus entspringt. Sie sind getadelt worden und suchen deshalb das Urteil und den Rat des Facharztes. Man denke daher auch an die Kritiker. Man sollte daher auch die Kritik in den verschiedensten Blättern lesen. Wenn das auch nicht immer der Fall ist, spielen doch solche Unstimmigkeiten nicht selten eine Rolle. Die Rollen selbst spielen auch ihre Rolle. Der Künstler wählt seine Rolle nicht selbst, sie wird ihm zugeteilt, und da soll er oft eine Rolle übernehmen, die ihm nach seiner richtigen oder falschen Auffassung nach nicht liegt, die er für undankbar ansieht. Oder eine Rolle, die er bisher gern spielte, wird ihm genommen und einem Kollegen oder Kollegin gegeben. Alle solche inneren Gründe führen zu Klagen, führen zum Arzt, und hier richtig herauszufinden, wo der Schuh drückt, das macht den Fall interessant; man muß nicht nur in den Spiegel schauen, sondern auch in der Seele lesen.

In den meisten Fällen findet man aber bei größerer Übung und Erfahrung auch bei der Untersuchung den Grund der Klage, oder hört bei den ersten Fragen, ehe man untersucht, am Stimmklang, an der Stimmstärke, an der Reinheit der Stimme, was etwa der Grund sein könnte. Der Sänger führt dem Arzt auch meist gleich vor, indem er eine Skala oder eine Strophe singt. Heiserkeit oder Rauhigkeit der Stimme in einer bestimmten Lage ist dann ohne Schwierigkeit zu erkennen. So muß man beim Künstler von vornherein ganz andere Gedankengänge einschalten als bei der Mehrzahl der Nichtkünstler, die uns aufsuchen. Mutatis mutandis ist das natürlich bei Lehrern, bei Pastoren, bei Berufsrednern, wenn es sich um Stimmstörungen handelt, auch der Fall. Die Behandlung von Künstlern, die häufig zu einer bestimmten Zeit gesund sein sollen oder wollen, muß selbstverständlich eine andere sein als bei Patienten, wo die Zeit nicht so drängt. Darin liegt für den Facharzt der Reiz, mit dem man an die Untersuchung und Behandlung geht. Gelegentlich muß man auch Sänger behandeln und beraten, die nicht singen wollen. Doch ist das eine Ausnahme. Die Primadonnen, die aus Launen streikten, habe ich nicht mehr gesehen, sie lagen wohl vor meiner Zeit. Dann kommen zu uns die enorme Anzahl der Anfänger und Schüler mit den verschiedensten Anlagen und Fehlern. Neben den großen und auserwählten Gesangskünstlern das Heer der Chansonetten und Varietésänger, Animierkünstler, die im Zigarrenrauch nicht nur singen, sondern auch tanzen und pfeifen, oft Unglaubliches leisten müssen. So hat jeder neue Künstlerpatient etwas Besonderes, oft Neues; man wird bei diesen Künstlern nie in ein Schema verfallen. Wieviel Leid hört man da, so daß das Mitleid dazu kommt.

Ich behandelte eine junge Dame mit stark malträtierter Stimme, die kontraktlich verpflichtet war, sowie die Stimmung im Lokal etwas nachließ, durch besondere Ausgelassenheit mit Gesang, Tanz und Zutrinken die Stimmung wieder zu heben, widrigenfalls sie sofort entlassen werden konnte. Der Alkohol spielt auch seine Rolle; der Wirt will verdienen. Da sie jeden Abend bis zum Morgen diesen Dienst übernommen, war eine wirksame Behandlung überhaupt nicht möglich.

Ja, ich habe noch Traurigeres erlebt. Ein Mädchen mit ausgesprochen tuberkulöser Infiltration der hinteren Larynxwand und direkt hörbarer Heiserkeit sang jeden Abend in einem Nachtlokal. Ich sagte ihr, zunächst müssen Sie einmal in ein Krankenhaus, singen können und dürfen Sie nicht. Das ist unmöglich, gab sie zur Antwort. Ich habe sie nie wieder gesehen. Zwischen den gefeierten großen Künstlern und diesen unglücklichen gibt es natürlich alle möglichen Zwischenstufen. Bei vielen Schauspielern und Vortragskünstlern liegen die Verhältnisse ähnlich.

Wenn ich weiterhin von Sängern und Sängerinnen, von ihren Beschwerden und deren Behandlung spreche, so meine ich nur Kunstsänger und den edlen Kunstgesang. Die Mehrzahl der Varietésänger und Vortragskünstler hat ja mit der edlen Gesangskunst nicht viel zu tun. Sie sind mehr Handwerker als Künstler. Bei den meisten Liedern kommt es mehr auf den Inhalt an und mehr auf die Person des Künstlers als auf die künstlerische Vortragsweise. Das schließt nicht aus, daß wertvolle Künstler auch eine Zeitlang in Lokalen, wo geraucht wird, zu singen gezwungen sind, oder daß selbst große Künstler an solchen Lokalen ihre Laufbahn beginnen, bis sie entdeckt werden. Zur Ausbildung der Stimme eines wertvollen Künstlers gehören meist mehrere Jahre eines fleißigen Studiums.

1. Körperbau von Sängern und Schauspielern.

Wie unterscheidet sich nun der von Natur zum Sänger veranlagte und begabte Mensch von dem, dem diese Gabe versagt ist? Ein guter Sänger oder Sängerin muß nicht nur ein völlig gesunder, kräftiger Mensch, er muß ein besonders gesunder, besonders kräftiger Mensch sein. Der kleine, ganz eigenartige Stimmbandmuskel, der durch seine Schwingungen die wunderbaren Töne der menschlichen Stimme in der Hauptsache erzeugt, findet sich in der erforderlichen kräftigen Ausbildung nur in Körpern, deren gesamte Muskulatur überhaupt das normale Maß sichtlich überschreitet. Der geborene Sänger fällt schon durch seinen Körperbau auf. Wenn man in Bayreuth in der Pause die besten Sänger und Sängerinnen zusammen stehen sieht, denkt man an ein Riesengeschlecht. Großer Kopf, meist große Figur, breite Brust und Stiernacken fehlen nicht. Selbst der Mime ist kein Schwächling, sondern kräftig gebaut. Der Gesang ist im Leben der Ausdruck eines gewissen Wohlbefindens, eines Überschusses an Kraft, einer gewaltigen Leidenschaft, die die Seele bewegt. LILLI LEHMANN sagt: „Kunstgesang besteht in der ungeheuren Muskelkraft sämtlicher Stimmwerkzeuge und Atmungsorgane, deren Übung keinen Tag versäumt werden darf.‟

Nun haben wir ja in Deutschland Millionen Menschen, deren Muskulatur den Anforderungen, die man an Sänger stellen muß, völlig genügen würden; nicht nur die Schwerathleten, Preisringer und Preisboxer, ganze Berufsklassen, wie die Schlachter, Steinträger, Schwerarbeiter, Brauer, aber doch sind sie keine Sänger. Unsere großen Künstler müssen Temperament haben; nicht nur scharfer Verstand gehört zur Leistung in der Kunst, sondern auch ein seelisches Erfassen, eine Reife, die sich erst aus eigenem innerem Erleben ergibt und gewinnen läßt, sagt TRAUGOTT HEINRICH. Wer diese Reife nicht hat, kann sie aber erwerben, wenn er scharfen Verstand hat; und so kommen aus den muskelstarken Leuten recht oft unsere besten Künstler. Der Künstler WACHTEL oder unser BÖTEL, beides Rosselenker, wurden berühmte Tenore; ebenso Schwerarbeiter auf der Werft, wie unser CARL GÜNTHER; aber sie müssen rechtzeitig entdeckt und einer möglichst guten Ausbildung zugeführt werden. Viele Sängerinnen kommen aus Offiziersfamilien. In Deutschland und Österreich wird viel gesungen. Man kann wohl sagen, wir sind ein musikalisches Volk, und im kleinsten Städtchen gibt es einen Gesangverein. Auch auf den Dörfern sucht sich der Kantor die besten Sänger für den Gottesdienst heraus, und in allen Schulen ist der Gesangsunterricht für alle Schüler obligatorisch. So ist es eigentlich bei uns kaum möglich, daß ein starkes Talent unentdeckt bleibt. Wenn es also nur auf Körperkraft und sportliche Gewandtheit beim Sänger ankäme, müßten wir Überfluß an besonders guten, begabten Sängern haben. Das ist aber nicht der Fall. Muskelkraft, körperliche Gewandtheit und Ausdauer, scharfer Verstand und seelische Reife genügen noch nicht, entscheidend ist das musikalische Gefühl, das musikalische Gehör, die schöpferische Phantasie des Künstlers, die den edlen Sänger macht. Nur wer ein besonders feines musikalisches Gehör und Gefühl hat, wird das Höchste in der Kunst leisten und ist befähigt, andere im Gesang auszubilden. Die jungen Schüler drängen sich zum Meister, um seine Kunst zu lernen, und die Mehrzahl der Gesanglehrer und -lehrerinnen sind frühere Sänger und Sängerinnen. Der Lehrer im Gesang muß seinem Schüler alles an sich zeigen können, muß es ihm vormachen können. Der Schüler wird nur dann dem Lehrer ähnlich werden, wenn er dasselbe künstlerische, feine Gehör hat. Das bezieht sich natürlich nur auf Atemführung, Tonbildung, Aussprache und Gefühl, denn auch Frauen können Männerstimmen bilden, und umgekehrt. Wir kommen darauf noch später zurück. Die Anforderung an die körperliche Beschaffenheit erster Sänger geht aber noch viel weiter. Nicht nur der Kopf muß groß, der Nacken kräftig sein, auch Nase und Nasenlöcher, Mund, Zähne, Zunge müssen wohlgebildet, ohne Fehler in Form und Bewegung sein. Schon ein schlechtes Gebiß beeinträchtigt die Schönheit des Klanges und kann nicht immer korrigiert werden. Sprachfehler stören; die Aussprache muß gut und tadellos sein und dazu erzogen werden. Alle diese angedeuteten körperlichen, geistigen und künstlerischen Anlagen finden sich aber in bester Form nur bei wenigen begnadeten Menschen. Phänomenale Stimmen, wie die der PATTI, JENNI LIND, CARUSO, finden sich immer nur ausnahmsweise, nie gehäuft zur selben Zeit. Nicht ganz so, aber ähnlich, ist es bei den Schauspielern. Es sind das Spitzenleistungen der Natur.

In Deutschland hat ja seit Jahrzehnten jede größere und mittlere Stadt ihre Oper, ihr Staatstheater, und kein Land ist dank der vielen kleinen früheren Residenzen so reich an Kunststätten. Auch die Zahl der Orchester, der Kapellmeister, der Konzertsänger und Konzertsängerinnen ist nirgends so groß wie in Deutschland. Man denke nur an Bayreuth, München, Hamburg und die Reichshauptstadt.

So hat unser Vaterland eine solche Fülle von herrlichen Künstlern, Sängern und Schauspielern wie kein anderes Volk.

Aber auch bei den Sängern gilt das Sprichwort: Keine Regel ohne Ausnahme. Gelegentlich trifft man auch auf gute Sänger mit deutlich nachweisbaren krankhaften Veränderungen. So berichtet KRAUSE, Berlin, von einem guten Sänger mit edler Stimme, bei dem der Spiegel statt weißer Stimmbänder zwei blutrote Lappen zeigte, die bei dem beständigen Gebrauch nicht zu beseitigen waren. Wie ist das möglich? Es handelte sich eben nur um einen chronischen Entzündungszustand der bedeckenden Schleimhaut. Der darunterliegende Stimmbandmuskel funktionierte ausgezeichnet kräftig. Durch sein feines Gehör konnte er eventuelle kleine Störungen durch Resonanz und Obertöne, Mund- und Zungenhaltung verdecken; er war eben ein Künstler. Ich habe auch zwei oder drei ausgezeichnete Sänger längere Zeit beobachtet, mit ständig geröteten Stimmbändern, also Berufskatarrh, der, solange sie singen mußten, nur wenig gebessert werden konnte.

Schon die Körpergröße kann für die Berufssänger ein Hindernis sein. Drei meiner Patienten, zwei Frauen und ein Mann, waren trotz schöner Stimme so klein, daß man sie am Theater nicht brauchen konnte. Schon die Figuren wirkten komisch, denn die Betreffenden waren fast ebenso breit wie hoch; eine Frau von 120 cm kann keine Walküre singen. Auch zu große Menschen haben Schwierigkeiten; so sah ich unter den vielen Norwegern und Schweden, die unsere guten

Bühnen, selbst Bayreuth, vor allem als bewunderte Tenöre und Wagner-sänger betreten, einige, die eine glänzende Stimme hatten und eine große künstlerische Auffassung, und eine Körpergröße, die überall auffiel. Sie sangen zuweilen prachtvoll und errangen größten Beifall, aber dann kamen Perioden, wo die Stimme schwach klang, wo sie tremolierten und den Arzt und Gesanglehrer aufsuchen mußten. Es scheinen diese langen, relativ schwachen Muskeln nicht die nötige Kraft und Ausdauer zu haben.

Wenn große Künstler, Sänger und Schauspieler schwerer und chronisch erkranken, ist es mit einer Volleistung natürlich vorbei. Eine ausgezeichnete Sängerin, die ich behandelte, Künstlerin durch und durch, bekam nach einer Angina eine chronische Nephritis. Sie mußte den Gesang aufgeben, gab dann in Wien Unterricht, trat auch als Schauspielerin auf und lehrte am Konservatorium. Aber als Sängerin war sie eine halbe Kraft. Eine Ausnahme von der Regel, daß Sänger meist große und besonders kräftige Menschen sein müssen, bilden die Synagogensänger, die oft enorm starke und kräftige Stimmen haben und dabei eine schwächliche kleine Figur.

In Hamburg war viele Jahre lang ein früherer Synagogensänger, hoher Bariton, der die ersten Rollen, auch WAGNERsche Opern, wie den Hans Sachs, sang und von der Kritik sehr gelobt wurde. Er war ein schmächtiger Mann, mit etwas gekrümmtem Rücken und einer Lordose der Halswirbelsäule, so daß der Kehlkopf ganz versteckt lag. Auch ein paar andere Synagogensänger boten ähnliche Erscheinungen. Eine besonders starke, kräftige Stimme, große künstlerische Anlagen und ein kleiner, schmächtiger Körper.

Auch die Italiener haben ja oft Sänger mit phänomenaler Stimme bei kleiner Statur. Eine Ausnahme bildete CARUSO, dem man die körper-liche Kraft ansah; aber er war eben eine Ausnahme. Besonders starke Stimmen haben auch die russischen Wolgasänger und die amerikanischen Jubiläumssänger mit den gewaltigen Bässen. Unser deutsches Schema paßt also nicht auf alle Rassen.

So gesunde, kräftige Menschen, wie unsere großen Künstler, laufen nicht selten Gefahr, von ihrer Gesundheit, ich möchte sagen, erdrückt zu werden. Sie werden zu stark und setzen zuviel Fett an. Auch darauf muß der Halsarzt sorgfältig achten und rechtzeitig eingreifen, Ent-fettungskuren, die den Körper für immer schwächen und auslaugen, verhindern und richtige Ernährung, Gymnastik, Schwimmen, Berg-touren empfehlen.

Anlage zum Gesang, eine gute Stimme, musikalische und künst-lerische Begabung vererbt sich natürlich auch. Wie der ganze Körper-bau, gleicht auch das Stimmorgan der Kinder dem der Eltern. Das gleiche Instrument gibt dann auch gleiche Töne. Eine meiner Sängerinnenpatienten von der Staatsoper hatte eine 18jährige Tochter, schon äußerlich der Mutter sehr ähnlich. Der Vater sagte mir, es sei nicht möglich, die Stimmen zu unterscheiden, wenn eine der beiden im Nebenzimmer sang. Ich machte von beiden Kehlköpfen Röntgenaufnahmen und fand auch da, wie schon nach der frappanten Ähnlichkeit des Larynxbildes im Spiegel zu erwarten war, das gleiche Bild, nur daß die Verknöcherung bei der Mutter dem Alter entsprechend ausgebreiteter war.

Eine sehr interessante Künstlerfamilie war die Familie LISSMANN. Beide Eltern waren hervorragende Künstler, Sänger. Zwei von den Kindern, ein Sohn und eine Tochter, hatten hervorragende Stimmen und traten im Konzert und auf der Bühne auf. Der älteste Sohn wurde ein hervorragender, ganz origineller Tiermaler, dessen zahlreiche Bilder man viel in Hamburg, auch in der Kunsthalle, findet. Die schöpferische künstlerische Phantasie kann ererbt, also auch auf verwandten Gebieten Hervorragendes leisten. In sog. Künstlerfamilien findet man diese wechselnden Talente sehr oft. So malte eine Tochter des Bassisten EHRKE vom Hamburger Stadttheater ganz hervorragend gute Pastellporträts.

WILLI BIRRENKOVEN, unser Tenor, hatte gleichzeitig noch zwei Brüder als Sänger hier, wenn ihre Stimmen auch nicht an die seine heranreichten. Das Talent zum Singen vererbt sich also in verschiedener Stärke.

W. BIRRENKOVEN hatte eine sehr starke Muskulatur und war viele Jahre Preisrichter bei Ringkämpfen. Der Sänger LISSMANN starb ganz plötzlich an Herzschlag. Er hatte abends, anscheinend gesund, seine Wohnung verlassen; man fand ihn tot auf der Straße. Vorher hatte er wiederholt detoniert.

Neben diesen großen, begnadeten Sängern kommen zu uns aber in viel größerer Zahl die Anfänger und Schüler, die bei ihrem Studium Schwierigkeiten finden und nun Hilfe beim Arzt suchen. Vielfach werden sie auch vom Gesanglehrer zu uns geschickt, nachdem diese mit ihrem Latein bei diesen Kunstbeflissenen zu Ende sind. Finden wir bei diesen in der Nase Hindernisse, Hyperplasie des WALDEYERschen Rachenraums oder Katarrhe, Fehler beim Stimmbandschluß oder Veränderungen an den Stimmbändern, Sängerknötchen, Schwellungen oder Polypen, so können wir oft helfen und uns den Dank unserer Patienten erwerben.

In einer großen Anzahl von Fällen aber finden wir gar nichts, denn was fehlt, können wir nicht herbeischaffen, ebensowenig wie die Gesangpädagogen, das ist die Begabung.

Der Umfang der Töne, die der Mensch kräftig und rein singen kann, ist bei jedem Menschen verschieden. Nicht jeder Tenorist kann das hohe C kräftig singen, ebenso wie beim Sport nicht jeder dasselbe

Gewicht stemmen oder heben oder dieselbe Strecke schwimmen kann. Da heißt es sich bescheiden, aber das fällt vielen, die sich schon auf der größten Höhe träumten, schwer; enttäuscht gehen sie von einem Lehrer, von einem Arzt zum anderen. Georg Vogel sagt: „Für solche, die der Teufel reitet, die Sänger werden müssen, noch mehr für die Eltern und Vormünder dieser angehenden Märtyrer, gibt es leider keine Vorschriften."

Vor einigen Jahrzehnten gehörte es noch zur Erziehung einer höheren Tochter, daß sie auch Musik trieb und Gesangstunde nahm. Man begnügte sich damit, daß man ein Lied oder Arie leidlich vorsingen konnte; die Betreffende, auch die Eltern, hatten ihre Freude daran, weiter ging der Ehrgeiz nicht und es gab nicht die Qual der Enttäuschung. Im Notfall konnte der Arzt helfen, für beide Teile war die Behandlung befriedigend. Die Zahl dieser Patientinnen hat bedeutend abgenommen. Es gehört nicht mehr zur erforderlichen Ausbildung der Töchter, Musik zu treiben, seit der Sport so weite Kreise erfaßt hat. Gesang ist zwar auch eine gute körperliche Gymnastik, namentlich für die Atmung, aber Sport im Freien, in frischer Luft und in und auf dem frischem Wasser ist für die körperliche Gesundheit wichtiger. So singen jetzt von der Mehrzahl der jungen Männer und Frauen meist nur die, die wirklich Anlagen und Talent haben.

2. Halsarzt und Gesanglehrer.

Der Gesanglehrer Georg Vogel in Berlin sagt: „Der Arzt ist der Reparateur des Instruments; der Gesanglehrer hat zunächst den mechanischen Gebrauch zu lehren und damit die Schädigungen und Reparaturen überflüssig zu machen. Beides betreiben zu wollen ist dilettantisch."

Es ist weder möglich noch nötig, die Gebiete streng abzugrenzen, denn sowohl der Arzt muß etwas von der Technik und Ausbildung der Stimme wissen wie der Gesanglehrer etwas vom Bau und Pflege des Stimmorgans. Am besten und nützlichsten für den Patienten ist es sicher, wenn statt einer Abgrenzung der beiden Parteien eine gute Zusammenarbeit angestrebt wird.

Schon sehr bald wurde mir bei der Behandlung der Schauspieler und Redner, besonders aber bei Sängern und Sängerinnen, klar, daß bei Stimmstörungen nicht immer im Spiegel sichtbare Veränderungen oder Katarrhe der Stimmbänder an dem Unvermögen, den Ton richtig rein und kräftig zu bilden, schuld seien, sondern auch falscher Gebrauch, falscher Ansatz. Da man ferner nur ausnahmsweise Künstler und Künstlerinnen findet, die man mit dem Spiegel in Ruhe, während sie singen — bei einzelnen Koloratursängerinnen war dies besonders gut möglich —, beobachten kann, muß man eben, wenn das Sehen nicht möglich ist, das Gehör zu Hilfe nehmen und mit dem Ohr feststellen, ob der Ton überhaupt richtig gebildet wird und klingt, und womöglich mit dem Gehör herausfinden, woran der Fehler liegt und wie man ihn vermeidet. Das ist aber die Aufgabe oder besser die Kunst des Gesanglehrers oder des Stimmbildners. So wurde mir klar, daß zur Behandlung von Stimmstörungen die Kunst des Halsarztes nicht ausreicht, sondern daß man die Hilfe einer zweiten Instanz braucht, einer Person, die vom Singen und Gesang mehr versteht als der Durchschnitt der Halsärzte, also eine im Gesangunterricht erfahrene männliche oder weibliche Kraft. Nachdem ich eine Anzahl Künstler mit gutem Erfolg behandelt hatte, schickten mir die Gesanglehrer und -lehrerinnen ihre Schüler, und wir sahen beide bald ein, daß wir davon nur Nutzen hatten. Die meisten Sänger und Sängerinnen haben ja Schüler und geben direkt Unterricht, so daß auch unter meinen Patienten eine große Anzahl Lehrer und Lehrerinnen waren.

Die bei dieser Zusammenarbeit gewonnenen Kenntnisse und Erfahrungen wollte ich gerne ausarbeiten und veröffentlichen, und wollte ein Büchlein herausgeben über Behandlung der Künstlerstimmen von seiten des Halsarztes und von seiten des Stimmbildners. Ich erinnerte mich nun eines alten Schulfreundes, der mit mir zum Studium nach Leipzig gegangen war, der immer besonders künstlerisch und musikalisch veranlagt war und in Leipzig im akademischen Gesangverein Arion durch seine schöne Stimme und Begabung auffiel. Er hat sich dann ganz der Gesangskunst gewidmet, war zur Bühne gegangen und hatte dann seine Stimme verloren, wie er mir mitteilte. Wie er meinte, mit infolge einer zu kräftigen Behandlung durch einen Halsprofessor. Er war, als ich mich an ihn wandte, ein sehr gesuchter und erfolgreicher Gesanglehrer in Berlin: GEORG VOGEL. Es ist das der fast übliche Entwicklungsgang einer großen Anzahl unserer Gesanglehrer. Da wir uns von Jugend auf kannten und sympathisch waren, entwickelte sich bald eine lebhafte Korrespondenz über alle einschlägigen Dinge. Wir sahen bald ein, daß die Sache nicht so einfach war, aber wir kamen uns doch näher, unsere gegenseitigen Erfahrungen zeigten vielfach Übereinstimmungen, und VOGEL schickte mir dann einen Entwurf, als er plötzlich — er war herzleidend — aus dem Leben schied.

Es ist nicht unbedingt nötig, aber vielleicht doch von Nutzen für den Schüler, daß er, wenn er den Gesangunterricht beginnt, vom Facharzt untersucht wird, auch allgemein. Sache des Gesanglehrers ist es dann, bevor er den Unterricht beginnt, genau mit dem Gehör festzustellen, die Stimmlage, den Stimmumfang, den primären Ton. Ein Fehler, der in bezug darauf gemacht wird, ist später schwer zu reparieren. Fällt dem gut ausgebildeten Gesanglehrer an der Stimme etwas auf, was er auf eine mechanische Ursache zurückzuführen müssen glaubt, etwa ein nasaler Ton, so muß natürlich der Facharzt zugezogen werden. Da man an einem Sänger nur nach längerer Beobachtung operative Eingriffe vornehmen soll, wird man in Nase oder Hals jedenfalls nicht operieren, z. B. Mandeln entfernen oder in der Nase brennen und schneiden, wenn der Gesanglehrer den Klang der Stimme für gut erklärt und eine Operation oder Erweiterung der Nasenhöhle für klanglich überflüssig hält. Jede Narbe in der Schleimhaut eines Sängers ist nach Möglichkeit zu vermeiden.

3. Halsarzt und Phonetik.

Es wäre natürlich am besten, wenn der Halsarzt auch zugleich Stimmbildner wäre, aber dann würde man eben doch, wie VOGEL sagt, Dilettant bleiben. Aber von Phonetik muß der Halsarzt heute möglichst viel verstehen. Die wirkliche methodische Ausbildung im Kunstgesang kann nur ein Gesanglehrer richtig erteilen. Der Gesanglehrer soll richtiges Atmen, Ansatz, Resonanz, Übergang in die Register dem Schüler vormachen können, und da fast alle Gesanglehrer Sänger oder Sängerinnen waren, hat das keine Schwierigkeiten.

Wie steht es nun mit den Halsärzten, die Sänger waren, gute Sänger, als die Stimme an Kraft verlor, Medizin studierten und Halsärzte wurden? Ein Beispiel schwebt mir vor: PIELKE, Berlin. Ich kannte ihn als Student in Leipzig, wo er Pauliner war. Sein schöner Tenor brachte ihn zur Bühne mit gutem Erfolg. Als die Stimme nachließ, nahm er seine Studien wieder auf, war in Eppendorf Assistent und ließ sich in Berlin als Hals- und Stimmarzt nieder. Man hätte nun erwarten dürfen, daß die Berliner Künstler in Massen zu ihm strömen würden, und daß er noch in Fällen Hilfe bringen konnte, wo die Kunst des Facharztes, der nicht Sänger ist, versagte. Das war aber nicht der Fall. Wenn verdorbene Stimmen zu ihm kamen und eine besondere Anlage zum Gesang nicht vorlag, konnte er ebensowenig helfen als die anderen, und seine eigene Methode des Gesangunterrichtes wurde stark kritisiert. Auch von ähnlichen Fällen, die ich nicht persönlich kannte, habe ich gehört. Andererseits haben unsere besten Halsärzte, MORITZ SCHMIDT, B. FRÄNKEL, die ganze Wiener Schule, nicht singen können, und doch waren sie die erfolgreichsten in der Behandlung kranker Stimmen.

Neuerdings ist ja STERN in Wien, der Halsarzt, besonders Phonetiker und ein begabter Sänger. Er sagt aber selbst, daß er dann die besten Erfolge hatte, wenn es ihm gelang, „Das-auf-dem-Atem-Singen‟ klarzumachen. Wer das in bester Weise kann, ist aber eben ein geborener Sänger, hat Begabung.

So glaube ich, daß ein Halsarzt, wenn er von Stimmphysiologie und Phonetik genügend weiß, einen guten Blick und nach und nach Erfahrung hat, seine Patienten fördert, ihnen keinesfalls schaden wird. Die Hauptsache wird er dem Gesanglehrer überlassen, der ein besonders feines musikalisches Gehör haben muß und so viel von der Mechanik des Singens wissen muß, daß er weiß, wann die Hilfe des Arztes erforderlich ist.

4. Sind anatomische und physiologische Kenntnisse für den Gesanglehrer oder den Schüler nötig oder nützlich?

Der Lehrer muß, wie VOGEL sagt, über die Entstehung des Tones und die Arbeit des Stimmorgans unterrichtet sein. Er braucht nicht die Namen der Kehlkopfmuskeln auswendig zu lernen. Er muß wissen, daß der exakte Schluß der Stimmbänder und ihre periodischen Schwingungen einen schwachen und scharfen Ton erzeugen, der durch Resonanz des Ansatzrohres und des Windrohres verstärkt, veredelt und erst dadurch zum Klang wird. Er muß wissen, daß durch das naturalistische Hilfsmittel des Luftnachschubes dem Stimmband eine ungewöhnliche Arbeit aufgebürdet wird, die tonerhöhend wirken müßte, wenn nicht durch Entspannung eine Kompensation einträte. Dabei arbeiten sehr ungleiche Kräfte, Bauchpresse, die ganze Exspirationsmuskulatur, gegen die kleinen Stimmbänder, die dann rasch ermüden, zittern, tremolieren. Diese Vorgänge, hauptsächlich die falsche Atmung, welche gute Stimmen schädigt, diese Gefahren müssen dem Gesanglehrer gut bekannt sein.

So entstand der Aufsatz meines alten Freundes, des Gesanglehrers GEORG VOGEL, in dem er seine reichen Erfahrungen als Sänger und Gesanglehrer über Gesang, Gesangunterricht und edle Stimmbildung niedergelegt hat. Es galt, die genaue Grenze zwischen den Aufgaben des Arztes bei der Behandlung von Sängern und von dem Gesanglehrer festzustellen, und dies ist ihm in vorbildlicher Weise gelungen, wie ein jeder, der mit diesem Gebiet vertraut ist, bestätigen wird. Ich habe seine Aufzeichnungen daher als Anhang zu meinem Büchlein gebracht. Herr Professor NADOLECZNY hat in Fußnoten das, was von seiten des Phonetikers noch hinzuzufügen war, dazugeschrieben. Ich möchte ihm dafür auch an dieser Stelle meinen besten Dank sagen.

Über die Forderungen an den Gesangschüler, ob auch er von Anatomie, Physiologie, Pathologie des Stimmorgans Kenntnisse haben muß, sind die Ansichten sehr geteilt, oft direkt widersprechend.

LILLI LEHMANN sagt in ihrem Buch „Meine Gesangskunst": „Am besten würde es sich empfehlen, den Schüler vorbereitende Bücher direkt auswendig lernen zu lassen und Zeichnungen entwerfen lassen. So dürften sich ihnen die Organe am besten einprägen und sie deren Funktion empfinden lassen, sobald sie mit dem Singen beginnen." Es erinnert das an die Empfehlungen, Schwimmen auf dem Lande zu

lernen und dann erst ins Wasser zu gehen. Neuere Gesanglehrer, so
TRAUGOTT HEINRICH in Berlin, finden in der Forderung von MERKEL,
der Sänger solle Anatomie und Physiologie eingehend studieren, Kehl-
kopfmodelle selbständig anfertigen und den eigenen Kehlkopf mit dem
Spiegel zu untersuchen, geradezu ein Hindernis, weil sie den Schüler
nur verwirren; er behauptet, daß der Einfluß MERKELS der Entwicklung
einer deutschen Kunstentfaltung geradezu hinderlich gewesen sei.
Wenn man beim Singen sich erst überlegt, welchen Teil seines Stimmorgans man zu den einzelnen Tönen oder Registern in Gang setzen soll,
wird man nie mit voller Hingebung, vollem Ausdruck der Rolle, mit
voller Seele die Rolle singen können, wie das der edle Kunstgesang
verlangt. Gehör, Gefühl leiten den wahren Künstler, ohne daß er es
merkt, sonst würde er geziert singen.

VOGEL sagt: „Ich halte es für richtig, dem Schüler zu erklären,
weshalb er so und nicht anders arbeiten muß, damit er bewußt arbeitet
und nicht blind tappt." Er erklärte seinen Schülern die Wirkung des
Ansatzrohres, des Windrohres, der Resonanz, der Rachen- und Brustresonanz; sagt aber sofort, da Singen und Schaffen in der Kunst mehr
auf Begabung fußt als auf Wissen, hält er das Wissen bei dem Schüler
nicht für unbedingt nötig. Wissen schadet aber selbstverständlich nie.
Es gibt eine Reihe ausgezeichneter Gesanglehrer, die vom Schüler verlangen, daß er beim Singen keinen Muskel bewußt anspannt, sondern
losläßt, wie man das beim Reiten, Fechten und dergleichen ebenfalls
tun muß. Das kann man, wenn es einem klargemacht wird, zwar lernen,
in der Hauptsache aber ist es eben Anlage. Es gibt Sänger und Sängerinnen, die überhaupt gar nicht falsch singen können. VOGEL führt
als Beispiel Frau HEMPEL an. Ich habe auch in meiner Praxis solche
begabte Sänger gehabt, die niemals falsch sangen. Wenn sie mich
aufsuchten, war es nur eine leicht zu behebende frische Erkältung,
manchmal nur eine kleine psychische Hemmung, nie eine unklare, an
Phonasthenie erinnernde Schwäche. Meist waren es Frauen. Diese
begabten Sänger und Sängerinnen hatten keine große anatomischen
oder physiologischen Kenntnisse. Als man die PATTI fragte, was sie
von der Anatomie der Stimmwerkzeuge wüßte, sagte sie: „Je n'en
sais rien." Wenn man der Frau SCHUMANN-HEINK, eine der musika-
lischsten Sängerinnen, die ich behandelte, einen Zeichenstift gegeben
und sie aufgefordert hätte, einen Kehlkopf zu skizzieren, so hätte sie
laut aufgelacht. Sie sang, wenn sie Musik hörte, und immer richtig,
ohne an ihre Stimmbänder oder Atemmuskeln zu denken. So singt
LOTTE LEHMANN, Frau KALTER oder Frau WINTERNITZ-DORDA, BOCKEL-
MANN und alle großen Sänger.

Was LILLI LEHMANN und ihr Buch anlangt, so schreibt ein erfahrener
Gesanglehrer: „Ihr Buch ist für mich ungefähr das Verkehrteste, was

ich mir denken kann." In der Tat kann man sich eines Kopfschüttelns bei der Lektüre desselben oft nicht erwehren. Auch was sie über die Halsärzte sagt, ist nicht gerade schmeichelhaft für uns. Sie verfügte aber über große Kraft und enorme Technik, hat, aus einer Künstlerfamilie stammend, schon mit 5 Jahren auf der Bühne gestanden, hat jahrelang Tausende durch ihre große Kunst entzückt. Ich habe sie selbst noch mit 68 Jahren gehört, wo sie ein ganzes Konzert allein mit ein paar Dutzend Liedern bestritt. Sie hat auch eine große Zahl Schüler, darunter sehr bedeutende Sängerinnen, ausgebildet.

5. Sprache und Gesang der Kulturvölker.

Die Sprache eines Volkes ist der Spiegel seiner Neigungen, seiner Intelligenz, seiner Gefühle, ja seiner Seele. Wenn man ein Volk kennenlernen will, muß man seine Sprache studieren. Nach dem 30jährigen Kriege haben italienische Sänger und Sängerinnen die Welt erobert und die besten Sänger in die Welt geschickt, und die italienische Methode wurde allen Gesangstudien zugrunde gelegt. Aber trotzdem hat jede Nation auch im Gesang ihre Eigenart bewahrt. PANOFKA, ein bekannter Gesanglehrer, der in fast allen europäischen Ländern Gesangunterricht genossen und erteilt hat, sagt darüber folgendes: Die Stimmen entsprechen dem Charakter der Bewohner in den verschiedenen Ländern. Die verschiedenen Frauenstimmen gleichen den in Italien, in Frankreich oder in Deutschland gearbeiteten Violinen. Die Stimmen der Italienerinnen zeigen Kraft, Geläufigkeit, Schwung und Lebhaftigkeit, verbunden mit reinem und auch sehr zartem Klang. Die Verbindung des ersten und zweiten Registers erfolgt natürlich. Der leidenschaftliche Charakter der Italienerinnen eignet sich für die Wiedergabe der dramatischen und leidenschaftlichen Gefühle. Die Stimmen der französischen Frauen sind auch kräftig und geschmeidig, aber sie sind oft scharf und kreischend und es fehlt ihnen der Schwung und die Reinheit. Die Deutschen besitzen vor allem kräftige Stimmen, aber sie sind dementsprechend hart, und es ist schwer, ihnen die Weichheit zu geben; sie vernachlässigen das zweite Register und die Vokalisation und trachten hauptsächlich nach dramatischen Effekten. Im Deutschen bedingen die vielen Konsonanten und Gurgellaute, ach, ich, sch, ung, schreck, echt, einen Ansatz, der dem Ton das Liebliche nimmt. Die Sprache ist in der Poesie großartig. Sie führt zum Nachdenken, zum Überlegen, sie eignet sich daher mehr für die dramatische als für die leichte, biegsame Stimme. Die Stimmen der englischen Sängerinnen haben im englischen Gesang nicht die Macht und Kraft, welche sie sonst erreichen könnten; meistens sind ihre Stimmen nasal oder sie haben den Ton hinten im Halse. Die Verbindung der Register ist leichter zu bewerkstelligen als bei den Deutschen. In England spricht man mit halb oder ganz geschlossenem Munde. Die Sprache ist also oft der Grund der stimmlichen Fehler. So hat der Gesanglehrer oft mit Hindernissen zu kämpfen, die in der Eigenart der Sprache liegen und die sich nicht immer überwinden lassen. Der gaumige Ton der Engländerinnen, der nasale Ton der Französinnen ist angeboren. Das französische Kind nennt als erstes Wort seine Mutter nicht Mama, sondern Maman. Der berühmte Caruso, der sich in New York als Wagnersänger im Lohengrin versuchen wollte, erlitt einen völligen Mißerfolg. Das deutet schon darauf hin, daß die ausgesprochene italienische Gesangmethode für uns Deutsche nicht das Rechte ist; das italienische a ist uns nicht angeboren. Viele Laute, die wir singen müssen, gibt es überhaupt nicht im Italienischen, so das ä, das eu, ö, ü. Die vielen Konsonanten unserer Sprache nehmen zwar unserer Stimme das Weiche, Liebliche, dafür ist aber das deutsche Volk durch die Tiefe seines Gemütes, durch seine Neigung zum Dichten und Denken, durch seine ideale Vorliebe, vor allem auch für die Musik, besonders zum Singen geschaffen, wenn auch die italienischen Stimmen lieblicher klingen. Heinrich Traugott sagt: Wo immer auf dem ganzen Erdenrund Deutsche leben, da hört man auch deutsche Musik, und aus Millionen deutscher Kehlen ertönt das deutsche Lied. Die italienische Singmethode wird von vielen Gesanglehrern direkt für einen Fehler für den deutschen Gesang gehalten, der Gefahren für die Stimme hat. Vogel sagt, ein Fehler ist das nichtstimmhafte s. Die undeutschen Diphthonge, das flache offene a, das unserem deutschen Ohr nicht einmal besonders zusagt, das übermäßig geschlossene e, das häufig genug für ein weites e untergeschoben wird.

6. Verlangsamung der Ausatmung.

In der Kraftverschwendung, sagt Vogel, liegt die erste Ursache der Intonationsunsicherheit. Der Natursänger bläst beim Fortesingen die Stimmbänder zu stark an und schädigt dieselben direkt dadurch. Er singt dann leicht zu hoch, ein Beweis, daß die Übertragung des Sprechmechanismus auf den Gesangton falsch und schädlich ist. Die ermüdeten Stimmbänder tun ihre Arbeit nur mangelhaft und mit Anstrengung. Wenn die erste Jugendfrische vorüber, im 20. bis 30. Lebensjahr, detonieren solche Sänger dauernd. Nicht nur die Kehlkopfmuskeln, auch die übrigen Halsmuskeln werden zu Hilfe genommen, es kommt zum Preßton, Hals- und Gaumenton, Tremolieren, schließlich kommt es zu wirklich krankhaften Erscheinungen. Übermäßiger Luftverbrauch ist die Wurzel allen Übels. Damit ist der Moment gekommen, wo der Stimmbildner auch den Stimmarzt zur Mitarbeit heranziehen wird. Beide gemeinsam können dann, wenn die Fehler in der Gesangstechnik beseitigt sind, dem Erkrankten helfen, aber Zeit, Geduld und große Erfahrung gehören dazu. Gegen den übermäßigen schädlichen

Luftverbrauch ist die einzige Abhilfe die Erziehung des Sängers zur
Verlangsamung der Ausatmung, die nun kein passiver Vorgang mehr
ist, sondern ein aktiver, genau von unserem Willen geregelter.

EPHRAIM sagt: Ein richtig gebildeter Ton entsteht durch Schwan-
kungen eines außerordentlich feinen Muskelapparates, ohne starkes
Anblasen von den Lungen aus, so daß auch beim Forte eine vor den
Mund gehaltene Kerze kaum flackert. Wenn der Sänger langsameres
Ausatmen gelernt hat und ohne Kraftaufwand richtig singt, klingen
die Stimmbänder, während sie bei der Sprechmechanik, wie sie der
Natursänger beibehält, mehr stoßweise die Luft verbrauchen.

7. Windrohr und Ansatzrohr.

Hat ein Schüler die Verlangsamung der Ausatmung erlernt, so muß
er die Bildung der Höhe erlernen durch Verkleinerung der schwingenden
Zone der Stimmbänder. ROSSBACH, der am Patienten beobachtete,
sagt: Bis zu einer gewissen Länge erhöht das Windrohr die im Munde
gebildeten Klänge, während das Ansatzrohr bei derselben Länge sie
vertieft. HELMHOLTZ, der mehr physikalisch arbeitete, meint: Die mit
dem Kehlkopf verbundenen Lufthöhlen sind nicht geeignet, den Ton
der Stimmbänder beträchtlich zu ändern. Die Differenz in der Bewertung
des Ansatz- und Windrohres zwischen HELMHOLTZ und ROSSBACH erklärt
VOGEL dadurch, daß beide Natursänger waren. VOGEL konnte auf
Grund seiner langen Erfahrungen als Gesanglehrer feststellen, daß man
das Detonieren vom Windrohr und Ansatzrohr aus korrigieren kann.
Unser Ansatzrohr ist seiner Weite wie seiner Länge nach verstellbar.
Die gegenseitigen Verhältnisse sind sehr veränderlich, die Öffnung kann
vergrößert und verkleinert werden, so ist die oft unglaubliche Verschiedenheit des Stimmklanges ermöglicht. SCHEIER konnte bei seinen
Röntgenaufnahmen des Halses beim Sprechen und Singen diese Ver-
änderlichkeiten darstellen, die Stellung des Kehlkopfes und der Epiglottis, der Zunge, die Erweiterung und Verengerung der Mundhöhle
und des Rachens, und konnte, namentlich bei Imitatoren von Instrumenten und Tierstimmen, ganz erstaunliche Verrenkungen der Stimmwerkzeuge beobachten. Die Fähigkeit ist einzelnen angeboren, aber
jeder gute Sänger muß gewisse Forderungen bezüglich des Baues seines
Kehlkopfes und ebenso ein gutes Ansatzrohr mitbringen. Dazu kommen
an den Knorpeln mit fortschreitendem Alter die Verknöcherungen, aus
dem Schildknorpel wird schließlich ein Schildknochen. Die feinere
Verwandlungsfähigkeit ist freilich nicht ohne weiteres unserem Willen
untertan, sondern muß durch mehr oder minder zeitraubende Arbeit
ausgebildet und vervollkommnet werden. Je mehr wir sie erwerben, je
schöner und kräftiger ist unser Organ, um so souveräner werden wir
die Intonation beherrschen. Dazu hat natürlich der Stimmarzt weder

die Zeit noch die Befähigung, das ist Sache des Stimmbildners. Die Stimmbänder müssen natürlich vollkommen schließen. Schließen sie nicht vollkommen, so wird der Luftstrom nicht vollständig unterbrochen, der Ton kann nicht voll und kräftig werden. Diesen Mangel, den das gebildete Ohr des Gesanglehrers hört, wird der Arzt laryngoskopisch leicht feststellen und durch seine Methoden abstellen können. So ist die Grenze zwischen Arzt und Stimmbildner von selbst gegeben.

8. Richtiges Atmen und Tonführung.

VOGEL legt großes Gewicht auf die Bildung eines Schallbechers, der durch Vorwölbung der Lippen gebildet wird und den Tonstrom noch konzentriert und die Resonanz des Mundlippenraumes verstärkt. Ähnlich wie ein Sprachrohr macht er die Stimme tragfähiger. Dadurch wird eine größere Arbeitsleistung auf die peripheren Teile verlegt, und zwar auf die Tätigkeit der Zunge und der Lippen. Die ständige Forderung der Gesanglehrer, den Ton nach vorn zu bringen, wird dadurch erfüllt und die Leitung des Tonstromes in einer für die Tragfähigkeit günstigen Form geregelt. Bei Vorwölbung der Lippen und geringerer Öffnung des Mundes ist die Grundfärbung eine dunklere. Die Verstärkung der tieferen Teiltöne wird begünstigt, das ist für die Tonbildung die wertvollere Methode. Dazu kommt der Vorteil, daß der Klang, der in der Gegend der Mundöffnung seine größte Fülle erreicht, durch den sprachrohrförmigen Mund-Lippenraum noch verstärkt wird. Ein besonders begabter Sänger kann zwar auch ohne diese Vorwölbung der Lippen vorzüglich singen, aber für den Schüler erleichtert der Schallbecher den Unterricht. Der von den Stimmbändern kommende, zunächst an den Kehldeckel anschlagende und von diesem an die hintere Rachenwand reflektierte Ton muß von hier aus unbeengt an das Rachendach geworfen werden. Das wird aber durch die Zungenwurzel vielfach behindert oder wenigstens beeinträchtigt. Nur wenn der Gaumen richtig getroffen wird, haben wir eine korrekte Auslösung der durch die Gaumenplatte vermittelten Resonanz der Nasenhöhlen und damit eine genügende Verstärkung der Obertöne. Der Anschlagspunkt des Tones rückt mit der Höhe von der Nasenwurzel hinauf bis zum Hinterkopf, die Lippen werden mit Eintritt der hohen Lage nicht mehr so weit vorgewölbt. VOGEL hat bei seiner eigenen Erkrankung, dann bei seinen Schülern den Satz aufgefunden, daß Verstärkung der Obertöne die Intonation erhöht, Verstärkung des Grundtones sie erniedrigt. Da er zu tief sang, suchte er bei sich und seinen Schülern die Obertöne zu verstärken und hatte Erfolg. Er meint, daß bei ihm durch Schnupfenzustände sich die Resonanz der Nasenhöhlen vermindert habe und er gezwungen war, durch Luftnachschub die nicht genügend lauten Töne zu verstärken. So entstandene Stimmerkrankungen erfordern natürlich Behandlung der verlegten Nase. Jeder erfahrene Halsarzt weiß, daß man die Atmung möglichst frei machen muß, wenn man einem Sänger helfen will.

Nach einer mehrstündigen Gesangleistung in einer Oper sind die oberen Luftwege, bis in die Lungen hinein, stark mit Blut überfüllt und erhitzt. Die körperliche Leistung in den oft schweren Kostümen und Perücken hat die Sänger in Schweiß gebracht. In den kleinen, meist überheizten Garderoben ist auch eine schwüle Luft, und so sind die Bedingungen zu einer Erkältung gegeben. Wenn man einen Sänger direkt nach der Vorstellung untersucht, sind die Stimmbänder meist leicht gerötet, auch die Schleimhaut der Trachea; die Injektion ist oft noch am nächsten Tage nach einer größeren Partie nachweisbar. Kommt der Sänger in diesem Zustand nun in sehr kalte Luft, Wind oder Nässe, so holt er sich eine Erkältung, besonders wenn er dann auf der Straße lebhaft spricht oder noch einige Stunden in rauchiger, schlechter Luft sich aufhält. Besonders heftig quälende Luftröhrenkatarrhe habe ich wiederholt dabei gesehen, auch wenn der Larynx selbst frei war. Auf Gastspielreisen ist diese Gefahr besonders groß, und unser Hamburger Klima ist da besonders gefürchtet. Viele Künstler, die zu Gastspielen zu uns kamen, sagten mir: „Ich brauche nur einmal um die Alster zu gehen, da habe ich meine Erkältung weg." Am ängstlichsten war der Sänger ANDRADE. War er in Hamburg angekommen, fuhr er im Wagen ins Hotel und legte sich zu Bett. In der Sprechstunde sprach er nur mit Flüsterstimme, und erst wenn sein Gastspiel beendet war, ging er zu Ehmke, um sich an den Genüssen der guten Hamburger Küche gütlich zu tun. Unsere Künstler akklimatisieren sich, wenn sie eine Zeitlang die guten Ratschläge, besonders die empfohlene Abhärtung, gewissenhaft befolgen. Wenn man die zahlreichen Bücher und Aufsätze über Stimmpflege durchliest, liest man immer wieder das Wort Schonung.

VOGEL sagt in seinem Aufsatz „Ansatz- und Windrohr in ihrer Einwirkung auf die Intonation" in der Zeitschrift Die Stimme: „Der Schwellton wird ausgelöst durch Vergrößerung und ausgiebigere Ausnutzung der mitschwingenden Resonanzräume von den Nasenhöhlen bis zur Brust, nicht aber durch stärkeres Anblasen der Stimmbänder." Beim Einatmen senkt sich der Kehlkopf, das Ansatzrohr verlängert sich, das Windrohr wird verkürzt. Mit der beginnenden Ausatmung bei der Phonation hebt sich der Kehlkopf mehr und mehr, so daß er mit dem Verbrauch der verfügbaren Atmungsluft seinen höchsten Stand erreicht. Durch die Veränderung in den gegenseitigen Größenverhältnissen von Ansatz- und Windrohr haben wir eine stete Quelle für Klang- und Intonationsschwankungen, mit dem bei Beginn des Tones vorhandenen starken Luftdruck einen Faktor der Tonerhöhung, und umgekehrt mit der zu Ende eintretenden Luftknappheit einen Faktor der Erniedrigung.

Ich bin nun durch langjährige Erfahrung auf diesem Gebiet zu der Überzeugung gekommen, daß so geringe Intonationsunterschiede, wie sie beim Detonieren der Singstimme beobachtet werden, sehr wohl durch Ansatz- und Windrohrresonanz korrigiert werden können.

Vor allem hat VOGEL sein Detonieren, sein Zutiefsingen, das, wie er schreibt, durch Schnupfenzustände und verminderte Resonanz sich entwickelt hatte, durch mühsames Arbeiten und Beobachtungen an sich selbst wieder ausgleichen können und fand diesen Weg der Heilung auch in seiner Praxis an ähnlichen Fällen bestätigt. VOGEL zieht einen Vergleich des menschlichen Stimmorgans mit der Orgel und sagt, daß die Mannigfaltigkeit und Zahl der Orgelpfeifen bei uns ersetzt würde durch die außerordentlich feine Verstellbarkeit unseres Zungenwerkes und durch das Schwingenlassen der verschiedenen Stimmbandabteilungen. Die Kraft und Stärke der Orgelpfeifen sei uns zwar versagt, aber unser Ansatzrohr verstärke unsere primären Töne ebenso, ja vollkommener vermöge seiner Veränderlichkeit. Der ältere Sänger, der die Technik beherrscht, lernt sich schonen. Der Gesanglehrer muß von Anfang an seinen Schülern diese Kunst lehren; auch der Arzt muß darauf achten und rechtzeitig warnen.

Der primäre Kehlkopfton ist relativ schwach und erhält seine Stärke und Fülle erst durch die verschiedene Resonanz- oder Konsonanzräume, sagt ROSSBACH. Wozu, fragt da VOGEL, also den Stimmbandton auf Kosten des Apparates unter überflüssigem Kraftaufwand verstärken, wenn Kraft und Schönheit der Stimme an ganz anderer Stelle liegen? Vor allem muß dann die Funktion der Zunge richtig ausgebildet werden, denn die Zunge soll die Vokale bilden, wobei Kiefer und Kehlkopf möglichst wenig bewegt werden sollen. Während so die peripheren Teile mehr belastet und der Kehlkopf mehr entlastet wird, fällt der Mund- und Zungenaktion die Aufgabe zu, die zur Vokalisation nötigen Veränderungen vorzunehmen und auszuführen (FLATAU, GUTZMANN). Wenn in diesem Sinne geübt und gearbeitet wird, wird die Stimme durch richtige Ausnutzung des Ansatzrohres kräftiger, durch die Obertöne metallischer und gewinnt durch den Anschlag in den Nasenhöhlen und durch die Formung des Schallbechers an Intensität und konzentriertem Klang. Die nun einmal vorhandenen Klang- oder Registerunterschiede gleichen sich aus. Die Sänger schieben ihre Beschwerden fast immer auf einen Katarrh, einen Reizzustand, der bis zur Phonasthenie werden kann, und erst nach und nach erkennt der Patient, daß es sich hier nicht um einen Katarrh, sondern um eine Funktionsstörung handelt. Dann geht er zum Gesanglehrer. Die Erlernung des richtigen Stimmgebrauchs kann Krankheiten heilen, die durch falschen Stimmgebrauch entstanden sind.

Müller Bruno, der sein eigenes Stimmunglück ebenfalls durch eigene Stimmerziehung beseitigt hat, sagte, der Halsarzt soll auch über eine gewisse Urteilsfähigkeit über die Gesangmechanik verfügen und sie erwerben. Vor allem das richtige Atmen. Vogel spricht seinen Schülern gegenüber, von oben nach unten gezählt, von Mechanik der Höhe, hoher Stütze, hoher Fassung. Höchste Mechanik für Männerstimmen ist die Fistel, dann die Voix mixte, der Kopfton, schließlich der Brustton.

Der Sänger mit angeborener edler Stimme sollte unter guter Anleitung eigentlich nie falsch singen und auch nie durch falsches Singen erkranken können. Es gibt aber eine große Anzahl ausgezeichneter Sänger, die nicht ganz die Regeln der edlen Gesangkunst einhalten, die man Natursänger oder Naturalisten nennt. Der Naturalist arbeitet mit viel Luftverbrauch, wie er es vom Sprechen her gewohnt ist. Er reißt den Mund zu weit auf und dadurch geht die intonationserhöhende Wirkung der hohen Resonanz verloren. Beim Sprechen verbrauchen wir die Luft mehr stoßweise, so daß die Sprechmechanik für unser Organ viel anstrengender ist als der Gesangton. Die extremste Anwendung dieser Methode findet beim Kommandieren statt. Das Kommandieren ruiniert die Singstimme. Man sollte beim Kommandieren immer das linguale r verwenden. Schon anhaltendes Vorlesen mit nicht sehr lautem Ton strengt mehr an als richtiges Singen. Naturalisten, die in Sprechmechanik ihre Stimme forcieren, können bei künstlerischer Veranlagung sehr großartige Wirkung erzielen, aber immer auf Kosten der Schönheit und Dauer ihrer Stimme. Detonieren und Tremolieren zeigen den Verfall an. Die Vokale beim Sprechen unterscheiden sich von den Gesangvokalen in ihrer Bildung und Klangqualität wesentlich voneinander. Ein Chantantsänger, also ein Natursänger, und ein Kunstsänger bringen das a oder ä ganz verschieden hervor. Der Natursänger mit weitem Mund singt das a oder ä ordinär, wie Vogel sagt. Manche Schauspieler, wie Possart oder Matkowsky, verwendeten in klassischen Stücken den Gesangton. Auch ein guter Kanzelredner steht gewissermaßen zwischen Redner und Sänger. Vogel führt als Beispiel den Oberhofprediger Kögel in Berlin an.

Die modernen realistischen Schauspieler müssen als Naturalisten bezeichnet werden. Vogel bezeichnet diese Umbildung des Sprechtones als Umbildung des unmusikalischen Sprechmechanismus in die musikalische Gesangmechanik. Flatau und Gutzmann sprechen von Umwandlung der Stimme und Sprechwerkzeuge zu einem musikalischen Instrument. In älteren Opern, wie im Freischütz, muß der Sänger ja abwechselnd singen und sprechen.

Die Forderung, alle Vokale mit glattliegender Zunge zu singen, wie von einigen Lehrern verlangt und durch Zungenhalter geübt wird, verwirft VOGEL aus überzeugenden Gründen. Die Zunge kann gerade durch Lageveränderungen das Ansatzrohr in solchem Maße bald verkürzen, bald verlängern, oder auch verengern und erweitern, daß Eigentöne von mehreren Oktaven Unterschied erzeugt werden können. Selbstverständlich muß dabei eine genaueste Harmonie mit der Schwingungszahl der Stimmbänder erreicht werden, und zwar mit bewundernswerter Exaktheit der Einstellung, um eine unfehlbare Intonation zu erzielen. Ein absolut sicheres Gehör und leichtes Ansprechen des Tones kontrollieren diese Harmonie. Diese Kontrolle übt nicht nur der Sänger selbst aus, wenn er feines musikalisches Gehör hat, sondern auch der Gesanglehrer, denn es ist viel schwerer, die eigene Stimme zu kontrollieren als die des Schülers.

FLATAU bemerkt dazu, daß viele Sänger die Fähigkeit der Kontrolle ihrer eigenen Stimme verlieren oder nicht genügend darauf achten; sie detonieren dann immer zum Schaden ihrer Stimme, wenn nicht der Lehrer mit seinem feineren Gehör rechtzeitig eingreift.

9. Der Schulgesang.

Die Grundlage des Schulgesangs ist das Lied. In der Schule soll möglichst jedes Kind mitsingen. Es findet keine strengere Auslese, wie beim Kunstgesang, statt. Es sollen ja auch keine Künstler ausgebildet werden. Der Schularzt entscheidet, ob Verhältnisse vorhanden sind, die das Singen als schädlich erscheinen lassen, z. B. chronische Heiserkeit oder ausgesprochene Herzfehler. Schwächliche oder anämische Kinder kann man ohne Schaden singen lassen, natürlich ohne Überanstrengung. Beim Turnen zugleich singen zu lassen, wie beim Reigen, wird als stimmschädlich bezeichnet und vorgeschlagen, daß eine gewisse Zahl singen, die andere turnen oder Freiübungen machen soll, das kann abwechselnd geschehen. Das tiefere, geregelte Atmen beim Singen kann nur nützlich wirken. Selbst Neigung zu Asthma wird nach gewissen Erfahrungen kein Gegengrund sein. Selbst ganz junge Kinder dürfen, wenn sie Lust haben, ohne Schaden singen. In den Kindergärten singen die kleinen Kinder gern, man kann die Lust zum Singen dadurch anregen und Rhythmus und Disziplin dadurch anerziehen. Aber die Gefahr besteht immer beim Massen- und Klassengesang, daß jedes Kind möglichst laut singen will und sich überschreit. Die Leiter oder Leiterinnen müssen diese Gefahr kennen und möglichst abwenden. Gewisse Lieder, die in Schulen gesungen werden, verführen zum Überschreien und sind der Stimme schädlich; so die Wacht am Rhein, die 1870 viel gesungen wurde, ebenso Studentenlieder.

VOGEL richtet folgenden Appell an die Gesanglehrer in den Schulen: Sie müssen den Kindern klarmachen, daß die Schönheit und Kraft der Stimme viel mehr vom Bau, der Ausnützung des Ansatz- und Windrohres abhängen als von der Verwendung und Verschwendung von viel Luft. Beim Einatmen soll der Brustkasten nicht bis zum Zerplatzen mit Luft vollgepumpt werden; Brust und Schultern sollen möglichst ruhig bleiben. Der Bauch soll bei der Inspiration herausgehen und in dieser Lage möglichst bleiben, bis Luftmangel eintritt. Dadurch erreichen Sie, daß der Kehlkopf nicht übermäßig belastet wird. Eine Belastung des Kehlkopfes wird auch dadurch vermieden, daß das Ansatzrohr möglichst vorteilhaft ausgenützt wird. Lippenhaltung und Zungenlage kann man vormachen und einüben. Stärke des Klanges ist Nebensache; dem Schreien muß man entgegenwirken. NADOLECZNY führt ebenfalls als Ursache chronischer Heiserkeit Überschreien der Stimme bei Brüllkindern oder übersungene Stimmen bei Schulkindern an.

10. Die Kunst des gesungenen Wortes.

Wir sind durch das italienische Singen zu einer undeutschen Gesangssprache gekommen. Eine allgemein anerkannte gültige Stimmbildungsmethode ist in Deutschland erst im Entstehen. WAGNER forderte 1865 in seinem Bericht an König LUDWIG eine phonetische Gesangsmethode. Er war sich aber über die Methode selbst noch nicht klar. Es schwebte ihm nur eine Aussprache, wie es die deutsche Sprache erforderte, vor. Jedenfalls lehnte WAGNER die italienische Gesangsmethode ab, denn er sagt: Möge die italienische Gesangskunst unter der Pflege vorzüglicher Meister sich selbst anmutig und wahrhaft reizend ausgebildet haben, so ist sie der Anlage der Deutschen doch in jeder Beziehung fremd. Und weiter: Die deutsche Gesangskunst ist aber auch eine Kunst des gesungenen Wortes und beansprucht nicht so sehr die Kehle des Sängers, sondern auch in weit höherem Maße seinen Geist. Es würde zu weit führen, wollte ich hier auf die ganze Frage der WAGNERschen Sprechsingerei eingehen, die angeblich die Stimme ruiniere. Praktisch ist die Frage ja gelöst. Seit Jahrzehnten haben wir nicht nur in Deutschland, sondern auch im Ausland eine große Anzahl glänzender Wagnersänger. Ich erinnere nur an unseren BOCKELMANN, und bei allen Kulturvölkern werden WAGNERsche Opern deutsch und in fremden Sprachen in vollendeter Weise aufgeführt und von allen geschätzt. Allerdings sind die Anforderungen an die Sänger im Vergleich zu den früheren Zeiten ganz enorm gestiegen. Opern werden nicht nur gelegentlich, sondern in besonderen Opernhäusern allabendlich aufgeführt; Konzerte mit Liedern und Sängern finden in den Großstädten dutzendweise an einem Abend statt. Auf Tourneen müssen Künstler heute fast Übermenschliches leisten, und leisten es, wenn sie richtig singen. Die Säle sind jetzt riesengroß, obwohl Kammermusik auf dem Zettel steht. Die natürlich richtig gebrauchte Stimme leistet das, ebenso wie Tiere, Vögel,

Frösche, Hunde, selbst Insekten unermüdlich ihre Stimme ertönen lassen, ohne Verlust derselben.

Der geborene Sänger, der das Glück hat, von einem begabten Lehrer oder Lehrerin ausgebildet zu werden, der ihm alles richtig vormachen kann, wird das Höchste erreichen. Wer keine Begabung hat, wird trotz aller Mühe und allen Fleißes Enttäuschungen erleben.

NADOLECZNY, der, wie erwähnt, vor allen Dingen Kinderstimmen und die Entwicklung der normalen Stimme untersuchte, fand als Grund der Heiserkeit bei Kindern doch fast immer Veränderungen im Kehlkopf, Rötung, Schwellung, Asymmetrie. Ich kann das nur bestätigen und habe solche überschrieene und mißhandelte Kinderkehlköpfe meist mit etwas Geduld heilen können, wenn ich den chronischen Katarrh beseitigte, der meist durch Rachenmandelreste unterhalten wurde. Die sorgfältige Entfernung dieser Rachenmandelreste und etwas Übung der Stimme beseitigte meist die Beschwerden.

Am Schluß spricht NADOLECZNY auch über das frühzeitige Altern der Stimme und erwähnt auch da Gewebsveränderungen in der Schleimhaut, fettige Degeneration und Verminderung des elastischen Gewebes. Ich kann nach meiner Erfahrung sagen, daß ein frühzeitiges Altern der Sprech- und Singstimme doch im ganzen eine seltene Erscheinung ist. Ich kenne eine so große Zahl älterer Schauspieler, zum Teil über 80 Jahre, die heute noch eine schöne sonore Stimme besitzen und selbst große Rollen ohne Beschwerden sprechen können. Bei Frauen spielt allerdings das Klimakterium eine Rolle. Die Mehrzahl älterer Frauen hat eine schwächere und etwas zittrige hohe, oft quäkende Stimme; aber auch da gibt es zahlreiche Ausnahmen. Bei einigen Sängerinnen verfiel nach dieser Zeit die Stimme, so daß der Beruf aufgegeben werden mußte. Die Sprechtonlage liegt an der unteren Grenze des Stimmumfangs.

11. Phonasthenie — Stimmbandschwäche.

STERN sagt: Phonasthenie ist ein Sammelbegriff. Dadurch wird der Begriff nicht klarer. Er sagt weiter: Bei Phonasthenie handelt es sich nicht nur um eine Ermüdung des Stimmorgans, sondern auch des Centralnervensystems. Ermüdete Menschen können nicht gut singen. Der laryngoskopische Befund ist dabei normal. Phonasthesie kann in verschiedenen Graden oder Formen auftreten. Die hochgradigste ist die spastische Aphonie. Nach STERN ist dabei die zeitliche und dynamische Ordnung der stimmgebenden Faktoren gestört. Schließlich erwähnt STERN noch eine Pseudophonasthenie, die, wie im Kriege, durch Schreck thymogen entsteht. FLATAU gibt folgende Erklärung: Phonasthenie ist funktionelle Stimmschwäche, umfaßt diejenigen Formen von Funktionsherabsetzung oder Funktionsverlust, bei denen keine mechanischen Schädigungen als erste Ursache nachweisbar sind.

FRÄNKEL nennt sie eine Beschäftigungsneurose, spricht von professioneller Phonasthenie. STERN hat in seiner Arbeit über die Notwendigkeit einer einheitlichen Nomenklatur vielleicht manches geklärt; aber wenn man neue Namen für bekannte körperliche Zustände und Vorgänge einführt, müssen die Gründe dafür zwingend sein, sonst besteht die Gefahr neuer Verwirrung. NADOLECZNY sagt: Phonasthenie ist eine Störung, deren Wesen darin besteht, daß die Lautgebung beim berufsmäßigen Sprechen und Singen nicht einen gewohnheitsmäßigen und daher unbeachteten Kraftaufwand erfordert, nicht mehr mit gewohnter Klangreinheit und Ausdauer hervorgebracht werden kann, wodurch zahlreiche subjektive Beschwerden entstehen, zu denen ein entsprechender objektiver Befund fehlt. Was den dabei auftretenden Husten anbelangt, so meint NADOLECZNY, der phonasthenische Husten sei kurz und trocken, trete während der stimmlichen Arbeit auf, während der nervöse Husten mehr bellend sei und bei der Stimmarbeit aufhöre. Über die *Behandlung* sagt VOGEL: Ich stimme erfreulicherweise mit FLATAU überein, der für die Behandlung der funktionellen Stimmschwäche empfiehlt:

1. Veränderung des bisher falschen Muskelgebrauchs.
2. Übung der zartesten Stimmleistungen mit Ansatzrohrresonanz.
3. Vorläufiges Vermeiden aller größeren Brustresonanz.
4. Vorsichtiges Üben der nichterkrankten Stimmanteile, Atembewegungen, veränderte Bewegung im Ansatzrohr, Lungen-, Lippen-Kieferbewegungen (der Unterkiefer muß ganz locker sein), Kopfbewegungen und Kombinationen davon.

NADOLECZNY warnt vor einer lokalen Behandlung, die reizt. Trotzdem kann man eine lokale Behandlung nicht ganz entbehren, schon, um bei dem Patienten nicht den Gedanken aufkommen zu lassen, daß ihm nicht zu helfen sei. NADOLECZNY bevorzugt schmerzstillende Mittel.

Ich werde weiter unten das mitteilen, was mir in der Behandlung solcher Fälle Erfolge brachte. Zart und schonend muß selbstverständlich auch die medikamentelle Behandlung sein. Alle Stimmärzte geben an, daß auch der falsche Gebrauch der Stimme einzelne Teile der Schleimhaut reizt, Heiserkeit, Husten, Räuspern erzeugt. Wenn die Schleimhaut trocken ist, muß man die Sekretion wieder anregen. Man nimmt also statt des Pinsels, der mechanisch reizt, die Kehlkopfspritze oder den Zerstäuber. Ein paar Tropfen leichte Cocainlösung, der Alypinspray, Inhalationen von Öl oder Adrenalinextrakt, eine dünne Morphiumlösung in Wasser gelöst nehmen Schmerz, Spannung und Trockenheitsgefühl, die Stimme spricht wieder an.

Wärme in Form von Lichtbädern, warmen Umschlägen, warme Inhalation vermehrt oder erzeugt die Injektion der Schleimhäute.

4*

Ich habe nie Gutes davon gesehen. Die Anwendung von Wärme bei Erkrankung der Schleimhäute hat eigentlich nur Sinn, wenn es sich um abszedierende Formen handelt oder um nekrotische Prozesse, wie bei der Diphtherie.

Mor. Schmidt empfiehlt namentlich bei Sängern nur kalte Umschläge, Injektionen oder Inhalationen.

Ich besuchte einmal die Oper, wo Günther sang. Günther war leicht indisponiert. In der Pause wurde ich gebeten, ihn in seiner Garderobe zu sehen. In dem kleinen überheizten Raum saß, schweißtriefend unter einer mächtigen Perücke, der Sänger. Auf den Hals hatte ihm der Theaterarzt einen heißen Schwamm gebunden. Die Larynxschleimhaut war stark gerötet, die Stimme leicht belegt. Ich ersetzte den heißen Schwamm durch einen kalten Umschlag, träufelte mit der Spritze in den Larynx etwas Adrenalin ein, ließ ihn schluckweise kaltes Mineralwasser trinken und Benzoetabletten kauen, so daß er nach der Pause seine Partie zu Ende singen konnte. Derselbe Sänger kam eines Morgens mit belegter, heiserer Stimme zu mir mit der Angabe, er habe gestern nach der Vorstellung den Geburtstag eines Kollegen mitgefeiert, viel Wein getrunken, geraucht, viel und erregt gesprochen und natürlich auch gebrüllt. Die Stimmbänder waren weiß, die Luftröhre hoch rot. Ein paar Inhalationen, Einblasen von Tannin-Morphin beseitigten die Beschwerden, er konnte abends singen. Auf diese Weise entstehen häufig Indispositionen bei Sängern.

Mit Phonasthenie haben solche Zustände natürlich nichts zu tun. Die Phonasthenie erzeugt, wie Imhofer sagt, auf normalen Impuls nicht mehr den normalen Effekt. Die Muskulatur antwortet nicht normal, das scheint mir die richtigste Auffassung. Die Störung beruht in der Hauptsache auf einer Störung der Funktionen der Muskeln, wenn auch die Nerven- und Ganglienzellen mitbeteiligt sein mögen. Die Behandlung muß also auch auf die Muskulatur sich richten.

Ich bin überzeugt, daß auch feine Veränderungen in der Muskulatur der Stimmbänder sich nachweisen ließen, wenn man mehr Sängerkehlköpfe zur mikroskopischen Untersuchung bekäme. Die so häufig erwähnte Verschmälerung der Taschenbänder, die die Stimmbänder breiter erscheinen läßt und bei der sich deutliche Veränderungen im mikroskopischen Bilde zeigen, spricht dafür. Schon überstandene Grippe kann im Kehlkopf bleibende Veränderungen hinterlassen, wie ich sie in dem Abschnitt Katarrh und Grippe geschildert habe.

Es ist selbstverständlich, daß alle Laryngologen und Phonetiker sich mit der Konstruktion von Apparaten beschäftigten, mit denen man dem Stimmband die Schwingungsform und -zahl geben könnte, die den mangelhaften oder fehlenden Tönen entspricht. Flatau ließ sich einen derartigen Apparat bauen und berichtete gute Erfolge.

Der Apparat wurde durch einen Elektromotor betrieben. Ich sah den Apparat und bestellte ihn, um ihn zu probieren, aber ich habe ihn nie erhalten können, die Firma arbeitete immer an neuen Änderungen.

Einer meiner Patienten mit einer zahlreichen, sehr musikalischen Familie, die die verschiedensten Instrumente spielten, auch sang, baute einen einfachen, aus einfachen Holzbrettern gefertigten Fibrationsmassageapparat, der durch ein Zahnrad, auch aus Holz, in die verschiedensten Schwingungsgeschwindigkeiten gebracht werden konnte. Eine Gabel aus zwei Holzbrettchen nahm den Kehlkopf auf. Dieser primitive Apparat sollte nach Angabe des Verfertigers die sonderbarsten Wirkungen auf die Stimme haben. Leider konnte ich das nicht bestätigen. Aber solche Apparate sind von Ingenieuren mit elektrischem Antrieb gebaut. NADOLECZNY erwähnt einen solchen harmonischen Vibrationsapparat, das Tastenisochrom von SCHILLING.

Für den Phonetiker ist das Stroboskop, Scheibenschau, ein sehr wichtiges Instrument zur Beobachtung der Stimmbandschwingungen. Es ist schon vor 100 Jahren im Prinzip bekannt, von ÖRTEL vor mehr als 50 Jahren zur Beobachtung von Schwingungsvorgängen auch im Kehlkopf verwendet. Man hat es auch zur Behandlung verwandt, aber NADOLECZNY meint, das Verfahren beruhe auf einer optischen Täuschung, das nicht über den ganzen Schwingungsmodus unterrichte und nicht der Zeitlupe entspreche, aber scheinbare Zeitlupenbilder liefere. Eigene Erfahrungen besitze ich darüber nicht. Offenbar ist auch die Fähigkeit der einzelnen Beobachter, die Schwingungen zu beobachten, verschieden. Ich habe bei stroboskopischen Demonstrationen bei hochgradigem Astigmatismus nicht alles so sehen können wie der Demonstrierende.

STERN berichtet über stroboskopische Befunde bei Stimmbandschwäche und fand einseitigen Stimmbandstillstand. Er sagt, normalerweise solle das rechte Stimmband stärker schwingen als das linke.

Ob das Stroboskop auch therapeutische Verwendung findet, weiß ich nicht, ich kann mir aber kaum denken, wie das möglich wäre.

Ich will mich hier hauptsächlich mit den Beschwerden der Sänger und Schauspieler befassen und meine Erfahrungen mitteilen. Und da kann ich nur sagen, daß auch der Halsarzt sehr wirksam psychisch einwirken kann, wenn der Künstler absolutes Vertrauen zu ihm hat. Eine große Anzahl meiner Künstlerpatienten sagte mir: Wenn Sie mir in den Hals gesehen haben und mir gesagt haben, ich kann singen oder spielen, so kann ich es auch. Unter diesen Umständen ist es gar keine große Schwierigkeit, selbst die kostbarsten Stimmen zu behandeln, denn gerade diese sind ja die geborenen Sänger, die eigentlich immer richtig singen. Man muß nur auf die Psychotherapie nicht alles Gewicht legen, sondern vor allem genau untersuchen. Man findet dann auch immer lokale Stellen, die eine Behandlung erfordern. Wenn große Künstler hier Gastrollen geben, haben sie meist eine lange Eisenbahnfahrt hinter sich, eine Nacht im Schlafwagen. Auch da muß der Halsarzt richtige Ratschläge geben. Indispositionen, leichte Erkältungen bekommt man, wie häufig gesagt, wenn man längere Zeit in staubiger, warmer verbrauchter Luft war und danach in kalte windige neblige Luft kommt. Ich habe meinen Gastsängern immer geraten, nehmen Sie sich etwas Mineralwasser, Salzbrunner Oberbrunnen oder einfaches Mineralwasser, mit in das Kupee. Sowie der Hals trocken wird, nehmen Sie einen Schluck Wasser und gurgeln damit. Auch Benzoepastillen oder Isländisches Moos vermeidet diese Zustände. Kleiden Sie sich auf der Reise im geheizten Kupee nicht zu warm (Pelzkragen). Bei längerem Aufenthalt steigen Sie aus und bewegen sich etwas im Freien. Auch am Tage der Vorstellung gehen Sie ins Freie. Achten Sie auf warme Füße. Nur bei Sturm und Wind benutzen Sie den Wagen. Wenn ich die Patienten morgens behandelte, habe ich die Behandlung oft abends nochmals wiederholt, oder, wenn die Patienten nachts abreisten, sie nach der Vorstellung nochmals kontrolliert.

Wenn man die phonetische Literatur durchsieht, scheint es oft, als ob zu den Phonetikern Psychopathen in einer Anzahl kommen, wie sie der Laryngologe nicht zu sehen bekommt. Ich kann mich kaum erinnern, daß Schwachsinnige zu mir kamen. Nur einmal habe ich ein Riesenkind vom Dom, es war eine Familie mit Degeneratio adiposogenitalis, ein 11 jähriges Mädchen mit Rachenmandelhyperplasie, behandelt, das ich in der üblichen Weise in Chloroformnarkose operierte. Die meisten Künstler sind ja gesunde kräftige Menschen mit intakter Psyche. Wenn jemand über starke Nervosität klagte, fragte ich zunächst: Wie schlafen Sie? Wer schlecht oder nur mit Schlafmitteln schläft, dessen Nerven sind übermüdet und schlecht und bedürfen besonderer Behandlung. Aber wer gut schläft, dem kann man schon etwas zumuten, Abhärtung und leichten Sport.

Eine hochgradig nervöse Künstlerin, von der ich schon sprach, war excessive Zigarettenraucherin, die von ihrer Sucht nicht lassen konnte.

NADOLECZNY sagt in der Vorrede zu seinem Lehrbuch: Es ist bedauerlich, daß die Laryngologen sich erst so spät der Phonetik zugewendet haben. Ich glaube auch, daß bei der Überfüllung des Standes mancher als Phonetiker eine befriedigende Stellung sich schaffen könnte, aber es gehört dazu ein besonderes Interesse für das Fach, recht gute musikalische Ausbildung und auch eine große Anlage zur Mathematik.

Schon an der Stimme des Säuglings und an dem winzigen Kehlkopf des Neugeborenen kann man gewisse Registerunterschiede feststellen und die Höhe der verschiedenen Töne bestimmen. Wie sehr auch die Stimmung schon in diese zarten Alter die Stimme beeinflußt, beweist die Art des Einsatzes, des Lust- und Unlusteinsatzes, den die Mutter richtig zu deuten weiß. Die Beobachtungen und Prüfungen der Kinderstimme erklären uns oft die Ursache für Störungen im späteren Alter. Was die Beobachtungen der Phonetiker über die Entwicklung der menschlichen Sprache anbelangt, so stützen sich dieselben auf Aufzeichnungen, die Ärzte, Vater und Mutter oder sehr musikalische Menschen an ihren Kindern gemacht haben. Nun kann man bei der enormen Verschiedenheit der Begabung, der erblichen Anlage der Menschen aus solchen wenig zahlreichen Beispielen kaum allgemeine Regeln ableiten. Jedes Volk, jede Nation spricht eine andere Sprache.

III. Medikamente und Differentialdiagnose.

1. Chinosol.

Chinosol ist eine Oxychinolin-Kalium-Verbindung von außerordentlich starker bakterienwachstumhemmender Wirkung und so stark antiseptisch. Der große Wert dieses Desinfektionsmittels liegt in seiner völligen Ungiftigkeit und Reizlosigkeit. Man kann es selbst ganz jungen Kindern innerlich geben, ohne irgendwelche schädliche Wirkung. Die hohe antiseptische Wirksamkeit wurde im Hygienischen Institut Kiel festgestellt. In der Kinderheilstätte Scheidegg hat sich Chinosol in Tablettenform 2 Jahre lang hindurch an Tausenden von Kindern, und zwar sowohl die Wirksamkeit gegen Racheninfektionen als auch die absolute Unschädlichkeit erwiesen. Als dieses gerade für die Kinderpraxis so wirksame und wichtige Mittel hier erschien, hat es ein berechtigtes Aufsehen erregt, und es wurde bald überall verordnet, in Hamburg fehlte es in keinem Krankenzimmer. Es wurde zuerst in größeren Tabletten angefertigt, dann in Tabletten von 0,04. Eine solche kleine Tablette auf ein Glas Wasser erwies sich genügend für die gewöhnliche Gurgelwasserlösung, die einen nicht unangenehmen kräftigen Geschmack hat. Um es noch intensiver und länger wirken zu lassen, stellte die Fabrik unter dem Namen Chinomint Tabletten her, die mit Malzextrakt hergestellt, folgende Zusammensetzung haben: Oxychinolin 2,5, Acid. citr. 12,0, Extr. Malt. 200,0, Sacch. alb., Amyl. Talc. als Pastillenmasse, Ol. Menth. pip., Ol. Rosae, Ol. Anisi stell. qu. s. Diese sehr angenehm schmeckenden Tabletten 2—3mal täglich verordnet, wurden von den Kindern sehr gern genommen.

In der Fabrik sah man große Fleischstücke aufgehängt, die mit Chinosolpulver bestreut, selbst nach Wochen ohne Fäulniserscheinungen blieben. Chinosol wurde auch zur Bereitung von Chinosolschnupfpulver verwendet, das ebenso reizlos wie wirksam war. Als Lösung zu Spülungen genügt eine Konzentration von 1 : 2000. Chinosol hat auch eine blutstillende Wirkung. Nicht nur in unserem Fach eroberte sich Chinosol als Nasenspülung, Gurgelwasser und Chinominttabletten schnell ausgedehnte Verwendung, auch die Augenärzte bestätigten die gute Wirkung, die Frauenärzte benutzten Chinosol zu Blasenspülungen oder Klystieren, schließlich wurden Chinosollösungen zu Umschlägen, zur Desinfektion von Instrumenten und als Konservierungsflüssigkeit als wirksam anerkannt.

Innerlich wird es als Chinoral in vielen Krankenhäusern bei Wochenbettfieber und Aborten, ja selbst bei Sepsis gegeben und gute Erfolge berichtet (WINTZ, Erlangen; BARDENHEUER, Düsseldorf). Ich habe es seit 40 Jahren immer verordnet, es sollte in keiner Familie fehlen.

2. Nasenspülungen, Nasenschiffchen, Riechschiffchen.

Bei allen Katarrhen ist entweder sehr viel oder sehr eingetrockneter Schleim und Borken in den Nasengängen, oft auch kleine Ulcerationen. Da durch einfaches Schneuzen beides nicht aus der Nase zu entfernen ist und starkes Schneuzen die Nasenschleimhäute reizt, auch die gewöhnliche Art durch Zuhalten eines Nasenloches durch den Finger und heftiges Blasen die Gefahr einer Mittelohrentzündung besteht, muß man Schleim und Borken langsam lösen und ausspülen. Die Gefahr einer Mittelohrentzündung vermeidet man sicher, wenn man zu der Nasenspülung einen geeigneten Apparat und eine geeignete Lösung, die nicht reizt, verwendet. Schärfere Medikamente und Pulver darf man dem Patienten wenigstens nicht in die Hand geben. Ich lasse die Patienten mit einer körperwarmen 1 proz. Kochsalzlösung oder bei trockener Schleimhaut mit warmer Milch spülen. Zur Spülung verordne ich einen Apparat, ein Schiffchen, das ich etwas verkleinert bei einem Patienten sah und das ich mir etwas abändern ließ. Es ist zu beziehen durch den Instrumentenmacher Krauth, Gänsemarkt, Hamburg, und ist patentiert DRGM. 144768. Ich habe dasselbe 1902 im Oktoberheft der Therapeutischen Monatshefte beschrieben und abgebildet. Eine gedruckte genaue Vorschrift wird mit verabfolgt. Ich versäume nicht, die Patienten in der Sprechstunde genau mit dem Gebrauch des Schiffchens bekannt zu machen.

Man kann das Schiffchen auch als Inhalations- oder Riechschiffchen kalt verwenden. Man gießt in das trockene Schiffchen einige Tropfen folgender öliger Lösung:

> *Rp.*
> Menthol.
> Eucalyptol.
> Terpinol.
> Ole. pini pumilionis Unterweger aa 1,0

(zur kalten Inhalation bei Katarrhen der oberen Luftwege mittels Nasenschiffchen) und atmet abwechselnd durch beide Nasenlöcher. Durch die warme Atemluft verdunstet ein Teil des angetrockneten öligen Medikaments. Durch Watte verschließt man die beiden Öffnungen und kann das Riechschiffchen so mit sich führen und sich überall Erleichterung verschaffen, wenn die Nase verlegt ist oder der Kopf schmerzt.

Der Apparat, der früher aus Glas und jetzt aus unzerbrechlichem, fast glashellem, durchsichtigem Celluloid hergestellt wird, besteht aus einer kurzen Röhre, deren unterste Fläche durch einen kleinen Eindruck so abgeflacht ist, daß der Apparat feststeht und nicht herabrollt. An diese Röhre ist im stumpfen Winkel ein sich zuspitzendes, vorn völlig abgerundetes offenes Rohr aufgesetzt. An beiden Seiten finden sich kleine Eindrücke oder Facetten, um das Schiffchen bequem und sicher in der Hand halten zu können.

Anweisung zum Gebrauch des Nasenschiffchens.

Man füllt das Nasenschiffchen mit lauwarmem Wasser (20° R), fügt, wenn nichts anderes verordnet ist, eine Prise Kochsalz hinzu, faßt das Schiffchen mit Daumen und Mittelfinger an den am hinteren Ende angebrachten vertieften Facetten und verschließt mit dem Zeigefinger die nach oben gerichtete schornsteinartige Ansatzröhre.

Man führt nun das vordere zugespitzte Ende in ein Nasenloch ein, beugt den Kopf leicht zurück, lüftet den die Ansatzröhre verschließenden Zeigefinger etwas, so daß ein Teil des Salzwassers in die Nase fließt, und senkt darauf den Kopf langsam nach vorwärts; das Salzwasser soll dabei aus dem anderen Nasenloch herausfließen, zugleich mit dem durch das Salzwasser gelösten Schleim oder den aufgeweichten Borken.

Es wird das erwärmte Salzwasser in kleinen Portionen abwechselnd in das rechte und linke Nasenloch eingegossen, und zwar im ganzen nur ein Schiffchen, wenn nicht anders verordnet ist. Dabei darf weder geschluckt noch das Wasser eingesogen werden, am besten sage man dazu den Vokal „a“.

Das Wasser soll einfach aus der Nase bei vorgebeugtem Kopf ausfließen, es ist streng darauf zu sehen, daß man nach dem Ausspülen weder *schneuzt* noch stark bläst. — Da auch Medikamente schuld sind, warum nach der Nasendusche so häufig Mittelohrentzündungen gesehen wurden, wende ich fast ausschließlich eine etwa 1proz. Kochsalzlösung an, die zur Lösung der Borken genügt und die das Spiel der Flimmerepithelien nicht aufhebt. Stärker adstringierende Mittel, Ätzmittel u. dgl., wende ich nur unter Leitung des Auges möglichst lokalisiert, dann aber auch kräftig an, und selbst von den einzublasenden Pulvern wende ich nur die mildesten, vor allem das Aristol, bei mehr eitrigen Formen, und das Dermatol bei den hypertrophischen Formen an.

Ich glaube, daß ich die geschilderte Behandlungsmethode und die angegebene Form der Nasendusche zunächst als symptomatisches Mittel unbedenklich und mit gutem Gewissen auch den weiteren Kreisen der praktischen Ärzte anempfehlen kann, sie werden damit ihren Patienten vielfach Erleichterung bringen. Besonders auch bei den akuten Infektionskrankheiten, bei Entzündungen im Kehlkopf, Mandelentzündungen und selbst bei der Diphtherie habe ich von diesen Nasenduschen immer mindestens eine große Erleichterung gesehen.

Die Grenze, wo eine derartige symptomatische Behandlung nicht ausreicht und wo eine eingehende sachverständige Untersuchung und Behandlung nötig ist, muß natürlich jedem Arzte bekannt sein, im übrigen sind die Patienten heutzutage schon so weit unterrichtet, daß sie sich selbständig an Spezialisten wenden, wenn sie von solchen vom praktischen Arzt verordneten symptomatischen Mitteln nicht den gewünschten Erfolg sehen. Jedenfalls ist es aber gut, wenn der praktische Arzt weiß, welche Form einer Nasenausspülung er ohne Schaden verordnen kann, und ihm eine praktische, seit Jahren bewährte Form dafür zu geben, war der Zweck dieser Veröffentlichung.

Wenn man sich nach dem Gesagten die Wirkungsweise und Eigenart der für die Behandlung der einfachen Katarrhe in Betracht kommenden Mittel klargemacht und vorsichtig in der Anwendung, namentlich der schärferen Mittel, vorgegangen ist, ist es nicht schwer, einen Katarrh zu heilen oder wenigstens günstig zu beeinflussen. Jeder beschäftigte Praktiker hat seine Lieblingsmittel, die sich ihm immer wieder bewährten und die auch in der Hand anderer nützlich sein werden, wenn sie nur die kleinsten Kleinigkeiten gewissenhaft beobachten. So teilten, als die Milchsäurebehandlung von Tuberkulosegeschwüren im Larynx eingeführt wurde, einzelne Kollegen mit, sie hätten diese immerzu konstatierte Besserung dieser Geschwüre nicht gesehen. Woran lag das? Die Kollegen hatten mit einer ganz dünnen Lösung gepinselt. Milchsäure wirkt aber nur, wenn man sie rein in Krystallen oder in starker Lösung, 50—60proz., mit besonders starken Pinseln in die kranke Schleimhaut einreibt, nachdem man dieselbe vorher gereinigt und den aufliegenden eitrigen Schleim gründlich entfernt hat. Auf das Wie kommt es also an.

3. Coryza-Serol.

Kurz vor dem Krieg hat die Firma Merck, Frankfurt, ein Eiweißgerinnungsmittel, ein Serum, dem Formaldehydstärke und Menthol zugesetzt ist, hergestellt, das den in der Nase befindlichen zähen Schleim in unglaublich schneller Zeit löst und die Nase frei macht, Coryza-Serol. Dieses Serol erhält man in netten Tuben mit praktischem Nasenansatz, die man mit sich führen kann und jeder Zeit die verlegte Nase in sauberster Art sich frei machen kann. Es ist dabei nicht nur das Menthol, sondern die Eigenart des eiweißgerinnenden Serums wirksam und wird von den Patienten sehr gelobt.

Von der Nase aus kann man den Nasenrachenraum am sichersten und einfachsten erreichen. So gilt alles über Nasenkatarrh Gesagte und Empfohlene auch für den Nasenrachenraumkatarrh. Pulver kann man mit Bläsern durch die Nase dorthin einblasen oder wie Schnupftabak in denselben aufschnauben. Wenn man vom Handrücken leichtes Pulver kräftig aufschnupft, sieht man das Pulver bei der Rhin. post. immer direkt am Rachendach auf der Rachenmandel liegen. Mentholpräparate werden meist bevorzugt.

4. Aristol.

Bei mehr trockenem Katarrh und Borken am Rachendach hat mir Aristolpulver immer besonders wirksame Erfolge gebracht. Aristol ist Jodol-Thymol. Es ist ein bräunliches, sehr leichtes Pulver, das gar nicht reizt. Selbst größere Mengen reizen nicht zum Nießen. Mehrere Tage liegt das Pulver fast unverändert, dann wirkt das Jod. Die Borke wird feucht, stößt sich ab, und wenn der Patient das Pulver zweimal täglich in kleinen Quanten aufschnaubt, sieht man bald eine deutliche Besserung der trockenen Schleimhaut und der Beschwerden. Es ist, längere Zeit fortgebraucht, ein sehr empfehlenswertes Schnupfenmittel bei chronischem Katarrh.

Mit einem feinen Troikart durch die Nase in die Kieferhöhle geblasen, galt es eine Zeitlang als wirksames Mittel gegen Heufieber.

5. Katarrh der Mundhöhle.

Auf dem kräftigeren Pflasterepithel, das die Mundhöhle auskleidet, ist Höllenstein in angepaßter Konzentration das Hauptmittel. Die Zunge vor allem reagiert, wenn es sich um Risse, Aphthen u. dgl. handelt, immer günstig auf kräftige Höllensteinbehandlung. Jod in stärkerer Konzentration reizt, Chrom ist gefährlich, darf nicht verschluckt werden.

Die Zungenmandel verkleinert sich merklich auf Lapis an angeschmolzener Sonde. Man kann dieselbe auch blutig abrasieren oder mit Galvanokaustik zerstören. Ist die Schleimhaut der Mundhöhle durch Versehen verätzt oder verbrüht oder durch akute Entzündung stark geschwollen und schmerzhaft, so sind Eispillen am Platz, die stundenlang gegeben werden können. Auf die Zunge streut man daneben Anästhesin oder pinselt mit Cocainlösungen. Diese Mittel genügen bei einfachem und chronischem Katarrh in der Mehrzahl der Fälle. Wo Schorfe sich fanden, oder nach Ätzungen, habe ich immer mit Vorteil Pyoctanin verwendet.

6. Die akute und chronische Entzündung der Gaumenmandel.

Wir kommen dabei auf das Tonsillenproblem. Die Behandlung der akuten und chronischen Gaumenmandelentzündung hat durch die Auffassung, namentlich der internen Kliniker, die in diesem Organ die Infektionsquelle für eine große Anzahl leichter und schwererer Erkrankungen erblickten, in den letzten Jahrzehnten eine neue und wichtige Bedeutung erlangt. Nach dieser Auffassung muß die möglichst radikale Entfernung der Gaumenmandeln angestrebt werden, sobald nur der Verdacht besteht, daß in den kleinen Eiterherden dieser Organe der Ausgangspunkt der Infektion zu suchen sei. Die Tonsillektomie wurde damit eine der häufigsten und wichtigsten Operationen. Das großzügige Amerika marschierte dabei an der Spitze wie seinerzeit in der Appendixfrage. Ich habe mich dann dahin geäußert, daß man nach längerer Beobachtung in einer Reihe von Fällen die Tonsillektomie unbedingt vornehmen solle, und auf meiner Klinik und in der Privatpraxis konnte ich mir ein eigenes Urteil darüber bilden. Ich sagte, die chronische und auch akute Mandelentzündung hat es ja immer gegeben, und wurde immer sorgfältig beobachtet und behandelt. Auf den Wiener Kliniken wurde, namentlich von STOERCK, schon vor 60 Jahren die kranke Mandel sehr energisch angegangen. Es gab Mandelquetscher, Ecrasseure, Morcellement der Tonsille. Im Throat Hospital London war die Tonsillotomie neben der Entfernung der Rachenmandeln die häufigste Operation, und die englischen Tonsillotome nach MACKENZIE und anderen wurden überall in Deutschland und in der ganzen Welt gebraucht. Vorher war das FAHNENSTOCKsche Instrument das in Deutschland übliche, wurde aber durch das praktischere und kräftigere englische verdrängt. M. SCHMIDT bevorzugte die galvanokaustische Schlinge, nachdem er ein paarmal stärkere Blutungen erlebt. Die Entfernung der kranken Mandel war also nichts Neues, den Halsärzten war es auch nichts Neues, daß die Tonsillen Eingangspforten für die Infektionen sein können. Wenn ich die Tonsillen in ihrer Eigenschaft als Abwehrorgane mit Filtern verglich, so waren diese Filter, wenn sie erkrankten und verstopft und mit Bakterien und Eiter durchsetzt waren, auch Infektionspforten, die sorgfältiger Behandlung bedurften. Und die Behandlung solcher kranker Stellen war allen Halsärzten recht wohl bekannt. So kann ich mir auch nicht denken, daß vor der jetzigen Massenexstirpation kranker Gaumenmandeln bei jeder nur entfernten Möglichkeit, daß dieselben Infektionsquellen von immer mehr Krankheitszuständen sind, viele Tausende von Leuten an dieser angeblich unbekannten Ursache zugrunde gegangen wären. Denn mit Bakterien und kleinen Eiterherden durchsetzte Tonsillen findet man bei der Mehrzahl der Halspatienten. Man müßte dann eben prophylaktisch jeden solchen Patienten tonsillektomieren. Dazu wird sich wohl keiner, der die Häufigkeit der Tonsillenerkrankungen kennt, entschließen. Ganz richtig haben daher viele Autoren, besonders auch FEIN, hervorgehoben, daß Mandelpfröpfe keine Krankheiten sind. Wie ich schon früher gesagt, ist die Operation auch nicht ungefährlich. Bei guter geschlossener Form der Gaumenmandel in einer kräftigen Kapsel, aus der man das Organ mit Pinzette und Haken leicht herausheben kann, ist die Operation für den Geübten eine in wenigen Minuten leicht zu machende Operation und die Blutung leicht zu beherrschen, sind aber von früheren Entzündungen her Verwachsungen da, Narben, läßt sich das Organ nur schwer herausziehen, muß man sich auf starke Blutungen gefaßt machen. Man muß dann die Operation unterbrechen, muß unterbinden, Tamponieren, Vernähen, oft mit dem Galvanokauter die Blutungen stillen, und dann ist eine glatte Operation nicht mehr möglich. Von solchen weniger guten Erfolgen hört man natürlich nur ausnahmsweise; aber die vielen verbesserten Instrumente zur Blutstillung sind ein Beweis, daß die Tonsillektomie kein so unschuldiger einfacher Eingriff ist, namentlich bei Kindern, wo Allgemeinnarkose nicht zu umgehen ist.

Ferner ist ja bei der Erkrankung der Gaumenmandeln, namentlich der chronischen, der ganze WALDEYERsche Rachenring beteiligt, vor allen Dingen die Rachenmandeln, die, wie hervorgehoben, sogar zeitlich eher und intensiver erkrankt, die Zungenmandel, Seitenstränge, Tubenmandel und die zahlreich im Rachen zerstreuten kleineren Lymphfollikel. Wenn ich also bei der Tonsillektomie die beiden Gaumenmandeln noch so sorgfältig auslöse, bleibt noch so viel lymphadenoides Gewebe im Halse, daß immer noch die Gefahr der Infektion besteht. FEIN hat dies vor allem besonders scharf hervorgehoben. Wenn man weiter so häufig gesehen hat, daß das Bett der tonsillektomierten Tonsille, namentlich vom Zungengrunde aus, sich doch wieder mit Granulations- und adenoidem Gewebe füllt, so weiß man, daß in vielen Fällen die Entfernung der Gaumenmandeln nicht alle Wünsche erfüllt. So zieht der erfahrene Facharzt in den meisten Fällen vor, bei seiner alten mehr konservativen Behandlung zu bleiben, die auch zum Ziele führt und keine Gefahren hat.

Sie besteht in folgendem: Einfache Mandelpfröpfe sind keine Krankheit. Sie stoßen sich von selbst ab. Bilden sie sich im Übermaß, sind sie Grund von üblem Geruch, so entfernt man sie mit stumpfem Häkchen oder Mandelquetschern, am besten mit dem Instrument von HARTMANN. Die Patienten lernen sehr leicht die Entfernung der Pfröpfe, wenn sie mit dem Stiel der Zahnbürste beim Zähnebürsten kräftig über die Tonsillen fahren. MOR. SCHMIDT erzählt, daß ein ihm befreundeter Augenarzt in Baden ihn darauf aufmerksam gemacht, daß ihm bei Kindern mit hartnäckiger Conjunctivitis ein schlechter Mundgeruch aufgefallen sei. Wenn er dann die Mandelpfröpfe entfernte, heilte auch die Conjunctivitis.

Er benützte dazu den stumpfen Schielhaken. So wurden Mandelpfröpfe zuerst mit dem stumpfen Haken entfernt. Ich wollte den Einfluß dieser einfachen Mandelbehandlung auf chronische Conjunctivitis auch feststellen und ließ mir von der Universitäts-Augenklinik einschlägige Fälle schicken. Der dortige Oberarzt berichtete mir aber, daß er eine Besserung nicht habe feststellen können. Woran das lag, konnte ich nicht feststellen.

Handelt es sich um eitrige, durch Mandelpfröpfe verursachte kleinere oder umfangreiche eitrige Stellen in den Mandeln, so muß man natürlich energischer vorgehen. Dafür gibt es eine große Menge von Instrumenten. Statt stumpfer Haken gibt es scharfe Haken und die gekrümmten Tonsillenmesserchen in allen Breiten und Stärken. Man orientiert sich zuerst mit dem Haken über die Ausdehnung des Eiterherdes und schlitzt dann die Oberfläche der Schleimhaut mit dem scharfen Messer. Man findet dann meistens sog. Mandeltaschen, die Sänger sehr oft belästigen und die man einfach dadurch beseitigt, daß man die Tasche durch Abtragen der einen Wand in eine Mulde verwandelt, so daß das Sekret leicht abfließt. Sehr schonend kann man Stücke der Mandeln abtragen mit dem HARTMANNschen Conchotom, das man sich in allen Formen und Größen anfertigen lassen kann, in runder, ovaler und dreieckiger Form, mit der man in alle Ecken und Buchten gelangen kann. Man kann so in mehreren Sitzungen beide Tonsillen völlig ausräumen, vor allem den oberen Pol. Die Partien der Mandeln, die sich immer als frei von Eiterung und gesund erwiesen, läßt man stehen, um möglichst viel gesundes Mandelgewebe zu erhalten. Die Gaumenmandel liegt in dem dreieckigen Raum zwischen den beiden mit Schleimhaut überzogenen Muskelplatten, den Gaumenzungen, und den Gaumenrachenbogen. Nach eitrigen Entzündungen verwachsen die Muskelplatten mit der Tonsille selbst sehr häufig. Gewöhnlich ist es der Gaumenzungenbogen, der auf längere Strecken mit fester Narbe verwachsen ist; in geringerem Maße der Gaumenrachenbogen. Der Muskel überdeckt dann das Mandelgewebe, es kommt zu Sekretionsverhaltungen, zu Buchten, in denen sich der Inhalt der Pfröpfe, Speisereste und Bakterien ansammelt. Man sucht dann instrumentell blutig mit dem Mandelmesser den Muskel zu lösen und die Mandel freizulegen. Das erkrankte Gewebe wird am besten mit dem Conchotom entfernt, die Mandel an dieser Stelle ausgeräumt. Diese konservative, oft etwas knifflige, aber immer dankbare Behandlung hat fast immer zum Ziele geführt. Stärkere Blutungen kommen gelegentlich vor, wenn größere Gefäße im Narbengewebe sich schwer schließen wollen; aber es gelingt mit der Klammernaht immer, der Blutung Herr zu werden. Es vergeht kaum eine Sprechstunde, die nicht solche feinere Arbeit bringt, die sich völlig unempfindlich ausführen läßt und immer erfolgreich war.

Man hat schon früher, aber auch neuerdings wieder in der UFFEN-ORDENschen Klinik versucht, durch Röntgenbestrahlung die physiolo-gische Rückbildung der Tonsillen zu beschleunigen und Infektionen von der Mandel aus dauernd zu verhindern. Aber die Resultate sind nicht verlockend, mindestens nicht besser als die oben geschilderte konservative Ausräumung. Sie sind meiner Ansicht nach ein Beweis dafür, daß man selbst in großen Kliniken die Tonsillektomie durch eine ungefährlichere Methode zu ersetzen sucht. Aber ungefährlich ist auch die Bestrahlung nicht, weil die Kehlkopfknorpel, namentlich jüngerer Patienten, wie jeder Röntgenologe weiß, durch Röntgenstrahlen sehr leicht nekrotisch werden und das Leben der Bestrahlten gefährden. Außerdem berichten selbst diejenigen, die die Bestrahlung der Tonsillen empfehlen zu sollen glauben, daß bei ihren Patienten oft ein nicht zu beseitigendes Gefühl von Trockenheit zurückblieb, wohl durch Schädi-gung der Parotis und der kleinen Drüsen.

7. Die Tonsillotomie. Operation des WALDEYERschen Rachenringes.

Der kritische Arzt wird die vergrößerten Tonsillen nur dann ent-fernen, wenn sie wirklich größere Beschwerden machen: kloßige Sprache, Schluckbeschwerden, häufige Abscesse und Drüsenschwellungen, auch schon das Schnarchen im Schlafe. Voraussetzung ist, daß nicht die vergrößerte Rachenmandel oder Schwellung in der Nase die Beschwerden verursachen. Die älteren Chirurgen, so CZERNY, Heidelberg, schnitten die vergrößerten Mandeln, die sie mit einer breiten Hakenpinzette hervorzogen, mit einem leicht gekrümmten geknöpften Mandelmesser von der Zunge nach oben heraus. Dazu mußte man beiderhändig sein. Dann kam das FAHNENSTOCKsche Ringmesser in mannigfacher Modi-fikation, das aber von dem englischen Instrument von MACKENZIE bald verdrängt wurde. Dies Instrument oder ähnliche Formen sind wohl jetzt die verbreitetsten. Die Operation ist einfach und rasch ausgeführt. In den großen Ambulatorien in Wien, London und anderen Städten millionen Male ausgeführt. Stärkere Blutungen selten, doch empfiehlt es sich, die Patienten immer erst ein paarmal zu untersuchen, auch mit dem Finger, um Mandelsteine, abnorme Pulsationen, evtl. Leukämie oder Bluter durch eine eingehende Anamnese auszuschließen. Auch schickt man die Patienten erst nach einiger Zeit nach Hause, wenn man sich überzeugt hat, daß eine Blutung nicht mehr zu befürchten ist. Als Nachbehandlung ist nur Gurgeln durch kaltes oder Eiswasser und entsprechende Diätvorschriften nötig. Es empfiehlt sich, die Operation immer morgens zu machen, damit eine evtl. Nachblutung während der Nacht vermieden wird. Die Tonsillotomie kommt in Frage bei jüngeren Menschen im vollkräftigen Alter, die oft an Abscessen leiden, und bei Kindern. Bei den Kindern muß man zwei Gruppen unterscheiden.

Die eine Gruppe sind frische, rotwangige Kinder mit gutem Appetit und Schlaf, die aber immer wieder Halsentzündungen haben, Mandelbelag, hohes Fieber, Drüsenschwellungen. Namentlich in der Schule holen sie sich diese Infektionen und bringen sie mit ins Haus. Die Ansteckungsfähigkeit fällt sofort auf. Die Gaumenmandeln sind hyperplastisch, Drüsen am Kieferwinkel, frisch geschwollen, schmerzhaft. Daß auch die Rachenmandel beteiligt ist, erkennt man an der Sprache, an der Schwellung der tiefen Cervicaldrüsen und gelegentlichen Ohrenschmerzen, die oft die ersten Anzeichen einer Mittelohrentzündung sind. Diese Gruppe von Kindern leidet an einer Hyperplasie des WALDEYERschen Ringes, und zwar durch klimatische Einflüsse. Die Infektionen häufen sich im Frühjahr und im Herbst und sind in der norddeutschen Tiefebene, in England, Dänemark und Schweden, in allen Ländern mit kaltem feuchtem Klima so häufig, daß an einem Zusammenhang mit Boden und Klima nicht zu zweifeln ist, wenn diese Erkrankungen auch im Süden Deutschlands und selbst in warmen Ländern, Ägypten, vorkommen und nicht selten sind.

Von dieser Gruppe hebt sich eine zweite ganz scharf ab, bei der der lokale Befund im Halse zwar fast derselbe ist, die aber sonst auch Zeichen einer tiefgehenden Störung der ganzen Ernährung und Entwicklung zeigt, Kinder mit der lymphatisch exsudativen Konstitutionsanomalie, nach KLEINSCHMIDT einer vererbten individuellen Besonderheit. Sie sind blaß, gedunsen, es fehlt ihnen die körperliche und geistige Frische; das ganze Gefäßsystem ist dünner, weniger elastisch angelegt; auch die Muskulatur ist weniger gut entwickelt. Gaumen- und Rachenmandel sind, wie erwähnt, hyperplastisch. In Folge davon sind diese Kinder Mundatmer. Lymphdrüsen geschwollen am Hals, aber auch sonst am Körper. Die Kinder haben oft Ekzeme am Naseneingang, Rhagaden und verdickte Oberlippe, Conjunctivitis. Solche Kinder hat es immer in großen Mengen gegeben, besonders in den Elendsvierteln der Großstädte. Es sind die früher als skrofulös bezeichneten kleinen Patienten. Man muß aber immer daran denken, daß die Menge und Entwicklung des lymphadenoiden Gewebes bei den einzelnen Individuen und nach Klima und Rasse sehr schwanken. Die spanische Bevölkerung Südamerikas hat, verglichen mit Nordamerika und Europa, ein nur wenig zur Hyperplasie neigendes lymphadenoides Gewebe. Bei unseren oben beschriebenen Gruppen macht die Hypertrophie des WALDEYERschen Ringes fast dieselben lokalen Beschwerden, die auch derselben Behandlung bedürfen.

Es erscheint mir müßig, sich darüber den Kopf zu zerbrechen, ob diese Hyperplasie des WALDEYERschen Ringes von Katarrhen begleitet ist und zu den Katarrhen zu rechnen ist oder eine eigene Krankheitsform ist, ich habe immer Katarrhe gefunden. Die Sekretion der Schleimhäute war meist vermehrt, selten vermindert, die Schleimhaut selbst gerötet und katarrhalisch entzündet. So gehört diese Form der Entzündung auch zu unserem Thema.

Die Behandlung ist auch die gleiche. Es handelt sich um eine operative Entfernung der vergrößerten drei Hauptmandeln, um die sog. Adenotomie.

In den Wiener Ambulatorien sah man relativ wenig Kinder. Auch die Hyperplasie der Mandeln war bei dem trockenen staubigen (Kalkstaub) Klima wohl seltener. Die Kinderklinik befand sich damals auch nicht im Allgemeinen Krankenhaus. Jedenfalls war ich überrascht über die Menge hypertrophischer Katarrhe, die ich, nach Wien, in England fand. Das hatte auch auf den Operationsmodus großen Einfluß.

In London sah ich zuerst die Entfernung der drei Mandeln selbst bei kleinen Kindern in Narkose. Die Frage, ob man die immer recht schmerzhafte Entfernung, namentlich der Rachenmandeln bei jüngeren Patienten und Kindern, in Narkose ausführen sollte, ist in Deutschland Ende vorigen Jahrhunderts lebhaft diskutiert worden. Sie ist aber in England von den erfahrensten Ärzten zugunsten der Narkose entschieden. Ich brauche nur die Veröffentlichungen von SEMON in London in seinem Zentralblatt vor fast 50 Jahren anzuführen: SEMON hatte sich in seiner Übersetzung des MACKENZIEschen Lehrbuches gegen die Narkose ausgesprochen. Er erklärte dann, wenige Jahre später: „Nachdem weitere Erfahrungen mich im Laufe der letzten zwei Jahre belehrt haben, daß meine früheren Bedenken bei geeigneter Ausführung der Operation und richtiger Tiefe der Narkose nicht stichhaltig sind, halte ich es für meine Pflicht, dies rückhaltlos bekanntzugeben. Da die Operation in der Narkose wegen der Abkürzung des ganzen Verfahrens in manchen Fällen vorzuziehen sein dürfte, und da meine Bedenken möglicherweise die Kollegen, die keine größere Erfahrung haben, vor der Narkose zurückschrecken dürften.“

In Deutschland haben dann HARTMANN und HOOPMANN und ich (Lübeck 1895) sich kräftig für die Narkose eingesetzt. Wir hatten alle ohne Narkose mit den verschiedensten Instrumenten unsere Erfahrungen gesammelt und unsere eigene Methode ausgebildet.

Der Kürze halber will ich die Methode, die mir die beste erschien, die ich dann immer in der Privatpraxis, Poliklinik und in Eppendorf ausführte, in Stichworten schildern. Als Narkoticum habe ich immer nur bestes Chloroform verwendet. Ich glaube, daß man auch in London Chloroform anwendete. Äther eignet sich bei Operationen in den oberen Luftwegen nicht. Es wurde immer nur die Chloroformtropfmethode angewendet, so daß man die auf die Maske fallenden Tropfen zählen konnte. Der zweite Arzt, der für alle Fälle zur Narkose zugezogen werden muß, steht auf der linken Seite des Operationstisches, der

Operateur rechts, über den Patienten gebeugt, mit Spiegel und guter
Beleuchtung, das Ringmesser in der Hand. Eine Schwester hält, am
Kopfe stehend, den Unterkiefer in beiden Händen und schiebt ihn vor,
damit der Zungengrund nicht zurücksinkt und frei geatmet wird. Der
Patient zählt, soweit er dazu imstande ist. Der Operateur kontrolliert
die Atmung, die Gesichtsfarbe, Pupillen und Puls, ebenso der Narkotiseur. Der Zeitpunkt der Operation ist gekommen, sobald der Unterkiefer locker ist. Bleibt der Mund fest geschlossen, so wird derselbe
mit dem HEISTERschen Instrument geöffnet. Ist Atmung und Pupillen
in Ordnung, so wird möglichst rasch das Ringmesser hinter den weichen
Gaumen zum Rachendach geführt. Das GOTTSTEINsche Messer mit
gerieftem Stiel fest in der Faust bildet gewissermaßen den verlängerten
Finger. Man fühlt mit dem bald erworbenen Fingerspitzengefühl das
harte Rachendach und die weiche Rachenmandel. Mit festem Schnitt
mit dem nötigen Druck löst man mit kräftigen Zügen die Rachenmandel
von der Cartilago basilaris. Ich führte einen kräftigen mittleren Schnitt
und je einen nach beiden Seiten und dann hing, wenn ich das Messer
entfernte, die ganze Rachenmandel gewöhnlich im Ring des Messers.
Der Patient hatte bis dahin gelegen, den Kopf etwas erhöht. Ich legte
rasch das Messer beiseite und drehte jetzt den Körper, ebenso die
Schwester den Kopf zur linken Seite; der Narkotiseur stützte den
herabhängenden Kopf, so daß Blut und die ganze oder Stücke der
Rachenmandel in ein bereitstehendes Metallbecken fielen. Mit der
Spritze wurde die Nase von Blut gereinigt und der Patient wieder auf
den Rücken gelegt. Das alles vollzieht sich in wenigen Minuten. Die
Blutung steht, wenn alles entfernt ist; der Patient atmet frei, schreit
gelegentlich. Jetzt wird mit dem Tonsillotom die Gaumenmandel
entfernt. Das ist kein Schmerz. Der Patient, noch im letzten Stadium
der Narkose, wehrt sich nicht, fühlt nichts. Da bei der Hyperplasie
der Mandeln meist auch die unteren Muscheln geschwollen sind, habe
ich in den letzten Jahren auch diese mit dem gebogenen Ätzmittelträger
mit reiner Trichloressigsäure mit entsprechend größerem oder kleinerem
Blatt rasch geätzt. Dann war die Nase immer völlig frei. Alles das
läßt sich in 10 Minuten spätestens erledigen. Die Kinder bleiben noch
$1-1^1/_2$ Stunden liegen, erbrechen, wenn sie aufgerichtet sind, das
verschluckte Blut und wissen kaum, was mit ihnen geschehen ist.

Diese Operation ist eine der segensreichsten, die es gibt. Die Eltern
und die Kinder sind dem Arzt dankbar dafür, das kann man ihnen
schon bei dem zweiten Besuch von den Augen ablesen. Als ich meinen
Bericht in Lübeck erstattete, hatte ich schon fast 2000 Patienten in
Narkose operiert, immer mit gutem Erfolg, ohne Verlust. Ich habe
dann in den folgenden 40 Jahren die Operation etwa 15000mal ausgeführt, darunter meine drei eigenen Kinder und viele Kinder von

Kollegen. Ich habe nicht ein einziges Kind verloren. In meiner Poliklinik ist ein einziges Kind aus der Narkose nicht wieder erwacht, als ein jüngerer Assistent während meiner Abwesenheit statt Chloroformtropfenmethode Chloräthyl anwandte. Er war wohl mit der Technik noch nicht vertraut, hat vielleicht auch nicht rasch und energisch genug gehandelt.

Die Chirurgen lehnen Chloroform jetzt ab, es kämen immer wieder Todesfälle vor. Man zog die Äthernarkose vor. Ich blieb grundsätzlich bei der Chloroformnarkose, weil ich dies Mittel am besten kannte. Äther reizt die oberen Luftwege, es bildet sich Schleim, der z. B. bei Operationen an tracheotomierten Kindern sehr störend wirkt. In der Majo-Klinik in Rochester wurde Äther an hängendem Kopf genommen (1911). Eine Schwester der Klinik war Meisterin darin. Es wurden meist Bauchoperationen gemacht. Ich habe mich oft mit erfahrenen Chirurgen über die Chloroformnarkose unterhalten. Man sagte mir, daß gerade Kinder in der Pubertät in der Narkose blieben. Die Sektion ergab meistens Thymushyperplasie oder sonst geschwächtes Herz. Ich konnte dabei die Vermutung nicht loswerden, daß es sich um Kinder mit Hyperplasie der Mandeln gehandelt hat, und daß der Narkotiseur die wichtige Vorsicht ausgelassen, den Kiefer mit dem Zungenrand und den dicken Mandeln genügend vorzuziehen. In einem Fall in der Literatur war das Kind erstickt dadurch, daß die sehr weiche Epiglottis in den Larynx aspiriert worden war. Die Mengen von Chloroform, die ich zu meinen Operationen brauchte, waren erstaunlich gering. Bei jungen Kindern genügt meist ein einziges Gramm Chloroform, der Durchschnitt waren 2—3 Gramm, selten mehr. Gelegentlich wurden andere kleine Operationen gleich im Anschluß gemacht, eine Zahnexstirpation, Entfernung einer Warze; dann wurde wieder Chloroform aufgetropft, so daß die Gesamtmenge immer sehr gering blieb. Man operierte in Halbnarkose, die in solchen Fällen genügt. Einmal operierte der Hausarzt, der mir assistierte, eine Phymose. Einige meiner früheren Assistenten haben später die Reihenfolge der zu operierenden Mandeln geändert, haben, nachdem der Mund mit dem Whiteheadschen Mundsperrer weit geöffnet war, erst die Gaumenmandel entfernt und dann die Rachenmandel. Ich blieb aber bei meiner Reihenfolge, weil ich dann weniger Zeit und Chloroform brauchte. Wirklich schmerzhaft ist nur die Entfernung der Rachenmandel mit dem Ringmesser, die ich, wenn der Kiefer locker ist, in aller Ruhe, ohne durch die Blutung gestört zu sein, ausführen kann. Die viel einfachere und weniger schmerzhafte Tonsillotomie kann man auch bei einigem Widerstand rasch ausführen. Ich habe meine Patienten nie festgebunden oder festgeschnallt, schon weil ich nach der Entfernung der Rachenmandel das Kind rasch auf den Bauch drehte, um das Blut aus der Nase fließen zu lassen. Den rechten Arm hatte ich dann in der Hand, um den Puls zu kontrollieren; die linke Hand hielt zu demselben Zweck der assistierende Arzt. So vollzog sich die ganze Operation in voller Ruhe, ohne Kampf und Geschrei, und die kleinen Patienten hatten keinerlei Erinnerung an dieselbe.

Wenn Kinder schon beim Eintritt in den Vorraum brüllten und sich mit Händen und Füßen wehrten, waren es sicher solche, die von anderer Seite schon einmal ohne Narkose operiert waren und sich dieser unnötigen Quälerei mit Schrecken erinnerten, wenn sie merkten, daß sie wieder in das Haus eines Halsarztes gebracht wurden. Dann war es fast sicher, daß auch die Operation nur halb ausgeführt war und wiederholt werden mußte. Wenn man die Operation so sorgfältig, schmerzlos und ruhig ausführen kann, wie nach der geschilderten Methode, ist es wirklich nicht nötig, zu der Quälerei vor der Einführung des Chloroforms zurückzukehren.

Die Kinder, die man operiert, sind meist im Alter des Zahnwechsels. Man muß darauf bei der ersten Untersuchung achten, damit man solche Zähne nicht mit dem Mundöffner abdrückt, sie könnten einmal in die Bronchien geraten.

Eine Beobachtung habe ich an meinem Kindermaterial gemacht, deren Erwähnung ich in der Literatur nirgends gefunden habe. Es wurden mir eine auffallend große Zahl Mädchen von 13—16 Jahren mit Rachenhyperplasie gebracht, die, wie die Anamnese ergab, erst in der letzten Zeit schwer durch die Nase atmeten, also kurz vor der Pubertät und dem Eintritt der Menses. Man muß daher annehmen, daß bei Mädchen eine Volumenzunahme der Rachenmandel häufig eintritt, die der Rückbildung des Organs vorangeht.

Bei der ersten Untersuchung wird man daran denken müssen, daß der Hyperplasie des WALDEYERschen Ringes ganz ähnliche Krankheitsbilder auch bei Leukämie, bei Pseudoleukämie und bei Lymphosarkomen vorkommen können. Es können auch Fälle von Syphilis ausnahmsweise der Hyperplasie des WALDEYERschen Rachenringes ähneln. In der Tat sind solche Verwechslungen passiert und einzelne Patienten bei der Operation verblutet. Eine wiederholte Untersuchung des ganzen Körpers, die wachsartige Blässe bei Leukämie, die harten großen Drüsen, evtl. eine Blutuntersuchung müssen davor schützen. Bei der Anamnese müssen auch evtl. Bluterfamilien ausgeschieden werden.

8. Die Behandlung von Katarrhen des Kehlkopfes.

Man wird selten einen Kehlkopfkatarrh finden bei völlig gesunder Nase und Rachen, aber er kommt vor. Überall, wo der Kehlkopf, das Stimmorgan, übermäßig gebraucht wird im Beruf, also bei Sängern, Schauspielern, Rednern, Predigern, Ausrufern, Börsenmaklern, ferner bei Leuten, die am offenen Feuer arbeiten, Heizern, Schweißern, Köchen und Köchinnen. Im Kriege die durch Gas Vergifteten. Über die Beschwerden der Sänger will ich in einem besonderen Abschnitt noch sprechen.

Bei gutartigen Kehlkopfpolypen, deren Verhältnis zum Katarrh schon besprochen wurde, wird auch immer eine katarrhalische Entzündung gefunden werden. In der Mehrzahl der Fälle von Kehlkopfkatarrh findet sich aber Rachen und Nase ebenfalls von chronischem Katarrh befallen; diese sind meist der Ausgangspunkt und müssen dementsprechend, wie oben geschildert, behandelt werden. Man kann geradezu sagen: die Nase ist der Schlüssel zum Kehlkopf.

Für die Behandlung des Kehlkopfkatarrhs kommt vor allem die Inhalation in Betracht, in Inhalatorien oder vermittels eines der größeren Zerstäuber, die der Laryngologe nicht entbehren kann. Diese Zerstäuber müssen unter Leitung des Spiegels vom Arzt in der Sprechstunde angewendet werden, wenn sie erfolgreich sein sollen. Kleinere Zerstäuber, vor allen Dingen für die Nase, wird man dem Patienten zum fleißigen Gebrauch mitgeben.

Mit Pulverbläsern kann man allerlei Pulver in den Kehlkopf blasen. Selbstverständlich auch nur der Arzt unter Leitung des Spiegels. Intelligente Patienten lernen es oft, Pulver aus einem geraden Glasrohr zu aspirieren und sicher in den Kehlkopf zu bringen, indem sie den Atem anhalten und dann plötzlich tief inspirieren. Alaun, Tannin oder Borpulver, auch Aristol, kommt da in Frage. Gewöhnlich setze ich etwas Morphium hinzu.

Ganz sicher kann man Flüssigkeit in den Kehlkopf bringen mit der Kehlkopfspritze, und zwar wässerige und ölige. Die meisten Kehlkopfspritzen haben ihre Öffnungen an der Spitze, eine oder mehrere. Dann geht der Strahl mehr auf die Aryknorpel. Ich habe daher bei meinen Spritzen 2—3 Löcher an der konkaven Seite der Spritze anbringen lassen. Wird dann die Spritze über die Epiglottis geführt, so geht der Strahl schräg von hinten direkt in den oberen Kehlkopfabschnitt, den man dann reichlich ausspülen und behandeln kann. Instrumentenmacher Krauth fertigt dieselben in Metall und Hartgummi. Stärkere Lösungen bringt man mit dem Wattepinsel oder angeschmolzener Sonde an kleinere Bezirke im Larynx. Mit der Zeit erlernt man, wenn Auge, Spiegel und Instrument gut zusammenarbeiten, rasch selbst versteckte Partien des Kehlkopfes zu erreichen. Wer unsere großen Laryngologen den Kehlkopf behandeln und operieren sah, SCHRÖTTER in Wien, CHIARI, MOR. SCHMIDT, SPIESS und KILLIAN, bringt gute Vorbilder mit in die Praxis.

Die Anwendung von Prießnitz- oder kalten Umschlägen ist bei der Behandlung von Kehlkopfkatarrh von bester Wirkung, wenn sie richtig gemacht werden. Beide Umschläge müssen vom Unterkiefer bis zum Brustbein reichen. Kalte Umschläge kann man nur im Hause machen und muß sie anfangs alle 5, später alle 15 Minuten wechseln. Beim Prießnitz muß die Wolle oder der wasserdichte Stoff über die Leinwand reichen. Er muß auch, wenn er trocken wird, gewechselt werden. Der Arzt wird die richtige Anwendung dem Patienten zeigen und im Hause den ersten Umschlag selbst anlegen. Ich habe die genaue Vorschrift drucken lassen und dem Patienten mitgegeben. Trotzdem sieht man die schrecklichsten Karikaturen von Umschlägen. Selbst in den Kliniken laufen die Patienten mit einem ein paar Finger breiten Wollstück herum, wenn kalte Umschläge verordnet sind.

9. Die Behandlung des Katarrhs der Luftröhre und der Bronchien.

Luftröhre und Kehlkopf können nicht nur von den höheren Abschnitten der oberen Luftwege anschließend an Katarrh erkranken, sondern auch von unten her, von den Bronchien und Lungen. Patienten, die an Bronchialasthma, an Emphysem leiden oder gar an Bronchiektasien, haben immer auch gleichzeitig Luftröhrenkatarrh. In einzelnen Fällen sieht man aber auch isolierte Luftröhrenkatarrhe, so bei Sängern, die nach einer größeren Rolle abends in die kalte Luft gehen, womöglich auf der Straße oder in rauchigen Lokalen singen. Auch andere, die von den warmen Zimmern bei starken Nebeln ins Freie gehen. Man fühlt dann an solchen Tagen, daß das Atmen unangenehm ist. Man fühlt das in der Brust. Auch Kampfgas kann isolierte Luftröhrenkatarrhe bewirken. Akute Katarrhe der Luftröhre sind immer von starkem Hustenreiz begleitet, Husten von einem eigenartig hohlen, tiefen Charakter, meist mit gleichzeitiger Heiserkeit, der sehr quälend sein kann. Auch die chronische Form ist mit quälendem Husten verbunden, der das meist zähe Sekret aus der Luftröhre sich zu entfernen bemüht. Die Schleimhaut ist im Spiegel stark gerötet, die Abgrenzung der einzelnen Trachealringe stark verwischt. Alle Stauungskatarrhe vom Herzen, von der Lunge, von den großen Unterleibsdrüsen machen auch in der Luftröhre Erscheinungen. Die Schleimhaut ist dunkler gerötet wie beim einfachen Katarrh. Eine wiederholte sorgfältige Untersuchung von Herz, Lungen, Urin und Sputum ist bei chronischem Bronchialkatarrh nötig. Bei Verdacht auf Tumoren, Bronchialcarcinom auch ein klares Röntgenbild. Für die Behandlung kommen wieder die Mineralwässer in Betracht, die die Expektoration erleichtern, schluckweise getrunken, kalt oder leicht erwärmt, nicht heiß oder mit heißer Milch. Dann die Inhalationen, über die das schon Gesagte genügt.

Man kann bei Luftröhre und Bronchien auch percutan durch die breite Hautfläche der Brust und des Rückens wirken. Ätherische Öle verdampfen dann in der Körperwärme, so daß ein Teil der Medikamente auch eingeatmet wird. Wie schon oben erwähnt, eignen sich die ätherischen Öle, die Terpene oder das auch Lungenseife genannte Laricopinum von der Firma Köhler, Altona, das immer große Erleichterung bringt. Man reibt Brust und Rücken abends kräftig ein, zieht ein dünnes Flanellhemd darüber und wäscht am Morgen die Salbe ab. Beim Keuchhusten ist diese Einreibung sehr mildernd und einfach. Im Lungensanatorium Ebersteinburg hat Dr. SCHLAPPER seine Damen mit Laricopinum einreiben lassen und berichtet Gutes davon. Da die Terpene, auch Lipoide, lösend sind, dringen sie durch die Drüsenmündungen der Haut in die Gewebe, wirken antiseptisch und sollen nach KOBERT eine Leukocytose zur Folge haben. So werden auch Terpentin- und Eucalyptusöl durch die Drüsen der Bronchialschleimhaut ausgeschieden.

Das Frottieren und Waschen von Brust und Hals wirkt ebenfalls erleichternd und zieht das Blut nach der Oberfläche. Patienten mit Neigungen zu Bronchialkatarrhen ließ ich abends die Brust mit stubenwarmem Wasser abreiben und abwaschen, dadurch härteten sie sich ab und husteten nachts nicht. Viele Patienten sind allerdings abends zu müde oder zu faul, aber wer die Energie zu einer kurzen Waschung abends aufbrachte, hat den größten Nutzen davon gehabt. Man wird bei starkem Reiz auch Pulver in die Trachea einblasen, adstringierende, beruhigende oder eines der zahlreichen Hustenmittel geben. Kräftige Leute schickt man auch im Winter in die Berge und die Skiläufer in den Wintersport.

Wenn bei chronischem Katarrh die Schleimhäute und ihr Epithel so verändert sind, daß eine Heilung im besten Sinne des Wortes nicht möglich ist, wird man doch die Mittel festgestellt haben, die die Beschwerden des Betreffenden am besten beseitigen oder bessern. Der Patient kann dann zu Hause seine Gurgelung, seine Nasenbehandlung und Abhärtung fortsetzen. Viele Patienten werden aber, besonders im Frühjahr, Herbst und Winter, immer wieder kommen. Es gibt eben nicht nur chronische Erkrankungen, sondern auch chronische Patienten. Wenn durch lokale Behandlung die sichtbaren Veränderungen beseitigt sind, benützt man die Sommer- und Herbstmonate, den Patienten in einen Kurort oder eine Sommerfrische zu schicken mit der Weisung an den dortigen Arzt, keine lokale Behandlung vorzunehmen, nur Trinkkuren, Inhalationskuren, die Benutzung der Gradierwerke, evtl. Bäder und Abhärtung, denn die Schleimhäute müssen auch einmal Ruhe haben.

Es war nun nicht meine Absicht, eine vollständige Übersicht über die Behandlung des einfachen und chronischen Katarrhs der oberen Luftwege zu geben. Die Zahl der angebotenen Mittel ist ja so enorm gewachsen, daß das gar nicht möglich ist. Aber wenn man die neuen

Mittel auf ihre Zusammensetzung prüft, findet man immer die alten bekannten Mittel als wirksamsten Bestandteil mit verwendet, oder es werden dabei mehrere wirksame Mittel kombiniert. In der Tat scheinen solche zusammengesetzten Mittel die Wirkung manchmal zu steigern, wie etwa bei der Gelonida antineuralgica Salicyl und Codein gut zusammen wirken. Ich bin in einer Zeit aufgewachsen, wo der Arzt in Rezepten für jeden Patienten Art und Dosis des Mittels auswählte und vorschrieb. Fertige, in der Fabrik hergestellte Heilmittel haben aber oft Vorzüge, die auch der ältere, erfahrene Arzt anerkennt und sie verwendet, aber im ganzen wollte ich ja hier die Erfahrungen eines alten Praktikers geben. Den etwaigen Vorwurf, daß die neuere Therapie nicht genügend berücksichtigt sei, wird der Leser damit entschuldigen.

10. Der künstliche Schnupfen.

Ein großer Teil der Katarrhe der oberen Luftwege, namentlich die akuten, wandert. Der Katarrh beginnt mit einem Schnupfen, dann tut der Hals weh, schließlich stellt sich eine Bronchitis ein oder die Erkältung endet mit einer Bronchopneumonie. Umgekehrt stellt sich Husten ein, Heiserkeit, nach kurzer Zeit beginnt der Patient zu niesen, die Nase läuft und der Katarrh findet sein Ende: aufsteigender Katarrh. Der Schnupfen war das Anzeichen, daß der Katarrh beendet, die Erkältung vorüber war. So war es in alten Zeiten Sitte, daß man seinem Nebenmenschen dazu Glück wünschte; es war Höflichkeit, daß man, wenn jemand nieste, Wohl bekomm's!, Helf dir Gott!, Zur Gesundheit! oder Prosit! sagte. Die Nase, als Abwehrorgan immer bekannt, hatte den Angriff abgeschlagen.

So lag nichts näher, als diesen Abwehrakt bei akutem Katarrh auch künstlich hervorzurufen und denselben dadurch zu beendigen oder die Beendigung zu beschleunigen. Ich habe daher immer Patienten mit akutem Rachen- oder Kehlkopfkatarrh die Nase mit leichter Lapislösung gepinselt; die Reizung, Niesen und stärkerer Ausfluß trat meist schon nach wenigen Minuten ein, und ich konnte dem erstaunten Patienten fast immer voraussagen: jetzt wird Ihr Katarrh, Ihre Heiserkeit rasch verschwinden. ROSSBACH hatte ja schon gezeigt durch Selbstversuche, daß die Nasenschleimhaut auf Lapis heftige Sekretion, im Larynx aber ein Trockenheitsgefühl erzeugte, dem später allerdings auch vermehrte Sekretion folgte. Ich konnte mich auf diese Therapie fast mit Sicherheit verlassen und habe namentlich Sängern und Schauspielern, die indisponiert oder heiser waren, prompt helfen können. Ich pinselte mit Watteträgern und einer Lapislösung 1 : 30 den vorderen Teil der Nase, die Muscheln, aber auch das Septum leicht und erzeugte immer diesen günstigen Schnupfen, der nur wenige Stunden anhielt. Wenn man Künstler fragt, was sie spontan tun, wenn sie indisponiert sind, finden sich viele, die selbst während der Vorstellung ein Pulver oder Cocain in die Nase aufschnauben oder auch sonst die Sekretion der Nase anregen. Ich kann auf Grund einer recht langen Erfahrung diese einfache Therapie, die nicht schadete, nur aufs beste empfehlen, die auch meine Schüler, wie mir viele von ihnen bestätigten, zum Nutzen ihrer Patienten verwenden.

11. Gicht und Katarrh.

Auf die Gicht als Ursache von chronischem Katarrh wurde ich aufmerksam durch eine Reihe von Fällen von anfallsweise auftretenden oder chronischen Katarrhen, die auf die gewöhnliche lokale Behandlung nicht nur nicht reagierten, sondern schlimmer wurden. Einige dieser Patienten hatten sichere Gichtknoten an den Händen. In der deutschen Literatur über Hals-Nasen-Ohren-Krankheiten war wenig darüber zu finden, mehr schon in der englischen und amerikanischen und in den dermatologischen Zeitschriften. Ich habe die für uns in Betracht kommenden Fälle zusammengestellt und 1912 bei der Jahresversammlung in Hannover berichtet (Arch. f. Laryng. 20, H. 2). Da bei Gicht die überschüssige Harnsäure im Blute kreist, im Anfall vermehrt, findet man gichtige Prozesse in allen Geweben des Körpers. Zwei Gruppen könnte man unterscheiden: die häufigste, die Gicht der Gelenke, Knochen und Sehnen, und die Gicht der Nieren und Schleimhäute, die seltener auftritt. In der englischen Literatur hatte schon DUCKWORTH von gichtigem Rachen geschrieben. Die Psoriasis der Zunge wurde auf Gicht zurückgeführt, und auch Gicht des Larynx war beobachtet. Von den Pathologen hatte VIRCHOW eine kleine Geschwulst am Stimmband als aus Uraten bestehend beschrieben. So kannte man das Auftreten der Gicht in den oberen Luftwegen ziemlich genau. Man wußte auch, daß Erkrankungen der weiblichen Genitalien, Fluor, Ekzeme, mit Gicht zusammenhängen, und ARNING, Hamburg, sagte mir, daß er den anfallsweise auftretenden Herpes praeputialis als Symptom der Gicht auffasse. Gelegentlich sieht man eine schwere, sehr hartnäckige Conjunctivitis, die sicher gichtig ist, weil sie, wie die Gicht der oberen Luftwege, durch lokale stärkere Behandlung sich immer mehr verschlechtert und nur durch Behandlung der Gicht selbst, Diät und Salzschlirfer Kuren, zu heilen ist. UMBER sah bei einem Gichtiker die Pleura fein wie mit Mörtel gespritzt, also auch Pleuritis urica mit den entsprechenden Bronchialerscheinungen. Einen ganz excessiven Fall sah ich in der Konsiliarpraxis. Bei einem Herrn über 60 Jahre mit sehr starker Fettentwicklung sah man, vom Lippenrot angefangen, die gesamte Mund- und Wangenschleimhaut, Uvula, bis zum Larynxeingang, gespickt mit feinen weißen Nadeln von Uraten. Die Nasenschleimhaut stark gerötet.

Auch die Zähne werden von der Gicht nicht verschont. Die Zahn-
ärzte, so MILLER, fassen die so häufige Alveolarpyorrhöe als Gicht auf
und fanden an den Zähnen Harnsäure und harnsaure Salze. Zur Gicht
der Muskeln rechnet man die Nackengicht und Gicht und Rheumatismus
der Kopfschwarte. Das Verhältnis von Gicht zum Rheumatismus erklären
viele Beobachter so, daß in rheumatische Gelenke und Bänder gichtige
Produkte sich ablagern. Druck von außen soll als Ursache der Lokalisation gelten. Podagra durch Druck der Stiefel bei Kälte, woran so viele
Förster und Landarbeiter leiden. Die Tophi an den Ohrmuscheln sollen
durch Druck im Schlaf entstehen.

Auch das Gehörorgan wird von Gicht befallen, am Knochen und an
den Knöchelchen. Am Processus und auch an den Knorpeln, aber auch
im Innenohr finden sich Uratedepots, die schon in den ältesten Ab-
handlungen über Ohrenheilkunde erwähnt werden. Im Knorpel waren
häufig Gichtprodukte nachzuweisen, so im Nasenknorpel und in den
Kehlkopfknorpeln. Uns interessiert hier besonders die Schleimhautgicht
der oberen Luftwege.

Gemeinsam ist da in allen mitbeteiligten Fällen, daß die Schleimhaut
stark gerötet war, glänzend, stark empfindlich, besonders gegen lokale
Behandlung. Die Uvula war oft sehr stark ödematös. GRUBE in Neuen-
ahr, der viele Engländer und Amerikaner behandelte, veröffentlichte
1900 in der Juliausgabe des Lancet, daß alle Gichtiker zu Schleimhaut-
katarrhen neigten, besonders zur Heufieberzeit. Gicht und Heufieber
seien verwandt. Er ließ seine Patienten mit Neuenahrer Wasser inhalieren, gurgeln und die Nase duschen, alle anderen Mittel waren
erfolglos. Hatte Neuenahrer Wasser keinen Erfolg, so war beim Patienten
auch keine Gicht nachzuweisen. Er schloß daraus, daß Heufieber eine
gichtige Erscheinung sei. Allerdings wußte man, daß Heufieber keine
ganz einfache, sondern eine komplizierte Krankheit sei und erklärte
die Fälle ohne Gicht für nervösen Katarrh. Von Allergie wußte man
damals noch nicht viel, aber man kannte den gichtigen Katarrh, der
nur durch antigichtige Mittel zu beeinflussen war. Die Fälle aus der
Literatur und meine eigenen Fälle mit Krankengeschichten bis 1912
sind in meiner Arbeit nachzulesen. Ich komme darin zu folgendem
Schluß: Wir dürfen Gicht in den oberen Luftwegen annehmen, wenn
1. erhebliche erbliche Gichtanlage beim Patienten vorliegt; 2. wenn
sichere gichtige Erscheinungen nachzuweisen und die Untersuchung
des Purinstoffwechsels Gicht ergab und die oberen Luftwege immer
gleichzeitig mit Gichtanfällen oder an solche sich anschließend befallen sind; 3. wenn gleichzeitig Hautgicht sich findet, Tophi, Ekzeme,
Psoriasis, auch wechselseitiges Asthma und Ekzeme; 4. wenn die
gewöhnliche Therapie versagt, aber eine gegen die Gicht gerichtete
erfolgreich ist.

Was die Therapie anlangt, so wird man Nasenspülungen, die nicht reizen, ebensolche Gurgelwässer verordnen, innerlich Salicyl, Antipyrin, Atophan und Urecidin, Schwefelbäder, Moorbäder bei Gelenkaffektionen, Einreibung mit Atophan, Rheumasan, Chloroformöl, vor allem aber Kuren in Salzschlirf, Nenndorf, Ems usw., und natürlich strenge Gichtdiät.

12. Katarrh und Grippe.

Einen Katarrh, eine Schleimhautentzündung, findet man wohl immer bei der Grippe, die ja durch die oberen Luftwege in den Körper gelangt und sich da festsetzt. Wenn wir daher von akuten und chronischen Katarrhen sprechen, müssen wir auch von ihrem Verhalten zur Grippe berichten und ihrem Einfluß auf die Form des Katarrhs und von der Differentialdiagnose zwischen den beiden Erkrankungen. Die Mannigfaltigkeit der Formen ist außerordentlich groß, fast jede Epidemie bringt neue Lokalisationen, neue Symptome, daher muß man sich hüten, von „typischer“ Grippe zu sprechen. Jede Epidemie wiederum kann im Anfang andere Bilder haben als im Ausgehen. Auch das einzelne Organ zeigt, wenn es im Lauf einer Grippe erkrankt, eine Menge Formen, die leichter oder schwerer sind, die heilen können, aber, wie beim Ohr, auch irreparable Schäden zurücklassen. Man spricht von einer Kopfgrippe, einer Magen- und Darmgrippe, einer nervösen Grippe, einer katarrhalischen Grippe. Es erkrankt also nicht nur die Schleimhaut der oberen Luftwege, sondern auch die Magen- und Darmschleimhaut. Wir sprechen hier nur von der Grippe der Schleimhaut der oberen Luftwege.

Die Nase erkrankt an heftigem Schnupfen, der sehr oft bald eitrig wird, der immer von Kopfweh, oft sehr heftigem, begleitet ist. Bei einigen Epidemien sind die Nebenhöhlen in erster Linie, Stirn- und Siebbeinhöhlen besonders beteiligt. Die Schleimhaut des Rachens und des Kehlkopfes ist gerötet und geschwollen, wie beim akuten Katarrh starke Sekretion. Ist der Kehlkopf beteiligt, so findet sich Husten und Heiserkeit ein. Das ganze Bild ist vom einfachen Katarrh kaum zu unterscheiden, aber das Allgemeinbefinden des Kranken ist doch ein anderes, schwereres als bei einer Erkältung. Die plötzliche Erkrankung oft mitten im Wohlbefinden, das hohe Fieber, die über den ganzen Körper verbreiteten Schmerzen und Abgeschlagenheit, die den Patienten zwingen, sich zu legen, zeigen der Umgebung und dem Arzt, daß hier eine stärkere Infektion vorliegt. Ist im Ort oder im Land, oft im ganzen Erdteil eine massenhafte Grippe, so ist die Diagnose leicht. Das Wesen der Grippe ist trotz der Entdeckung des Erregers besonders klargeworden durch die große Epidemie von 1918 bis 1919, die, diesmal vom Südwesten kommend, als spanische Grippe benannt, besonders viele jugendliche Menschen an Pneumonie dahinraffte und ein großes Sektionsmaterial lieferte. Massenhafte Hämorrhagien fanden sich nicht nur in den Lungen, deren Gewebe in großer Ausdehnung einschmolz, sondern fast in allen Organen.

Die Ohrenärzte hatten schon in früheren Epidemien Gelegenheit, sich ein Bild vom Wesen der Influenza zu machen. Wir sahen, nicht bei der spanischen Grippe, sondern schon vorher, bei größeren Epidemien gelegentlich, wenn über das Ohr geklagt würde, am Trommelfell das eigenartige Bild der Myringitis bullosa. Das Trommelfell war blutrot, von einer Menge kleiner Blutblasen bedeckt, so daß man eine tiefrote Himbeere vor sich zu haben glaubte. Die Blasen platzten oder trockneten ein, selten kam es zur Eiterung. Man hatte wirklich nur das Bild einer Myringitis, einer Trommelfellentzündung. Ich sah in einer Familie 3 Fälle auf einmal, den Hausherrn, dessen Frau und einen Hausdiener, gleich am ersten Erkrankungstage mit dieser Myringitis. Der Fiebersturm treibt also beim Beginn eine ganze Welle arteriellen Blutes durch den ganzen Körper, der die Gefäße bis zum Platzen füllt. Es kommt überall zu Zerreißungen der kleinen Blutgefäße, zu massenhaften kleinen Blutungen, daher die starken Schmerzen im ganzen Körper, wie wir das am Trommelfell mit bloßem Auge sehen konnten. Bei der spanischen Grippe nahmen die Pathologen die Bronchien als Haupteingangspforte an, die dort das Lungengewebe so rasch zerstörten. Selbstverständlich ist bei der Grippe ein Erreger, den uns Wind und Sturm nur zu rasch mitbringen, schuld. Ob es der PFEIFFERsche Bacillus ist, sei dahingestellt, er hat jedenfalls mannigfaltige Mithelfer. Man nimmt jetzt eine Symbiose mit anderen Erregern an, ein invisibles Virus, bei dem Virulenz und Form sich ändern sollen. Doch ist dabei noch vieles im dunklen. EUGEN FRÄNKEL, unser verstorbener so sorgfältiger Pathologe, hat den PFEIFFERschen Bacillus besonders aus den Nebenhöhlen in Reinkultur gezüchtet. Das würde ja die starke Beteiligung dieser Höhlen in einigen dieser Epidemien erklären, da in diesen kleinen Brutschränken der Erreger besonders gut gedeihen kann. Vor 2 Jahrzehnten kamen zu uns bei verhältnismäßig leichten Epidemien massenhafte Nebenhöhleneiterungen, die jetzt bestimmt viel seltener geworden sind. Man kann sagen, daß damals die Entwicklung der Nasenchirurgie ihren Aufschwung nahm. Namentlich die Stirnhöhle füllte sich unter starkem Schmerz mit Eiter, der dann besonders gern nach der Augenhöhle zu durchbrach. Solche Patienten kamen dann zunächst zum Augenarzt, so daß ein Augenarzt, Prof. KUHNT in Bonn, als erster eine Monographie über das Stirnhöhlenempyem und seine operative Behandlung schrieb. Die leichten Formen kamen zu uns und erzeugten eine Flut von Publikationen und vielen neuen Operationsmethoden, die ich hier bei der Beschreibung des einfachen Schleimhautkatarrhs übergehe. Die schwereren Fälle bei der spanischen Grippe sahen die Oto-Rhinologen natürlich nur ausnahmsweise. Wenn Hals-Nase-Ohr bei einer Grippe erkrankt war und wie gewöhnlich nur sehr langsam heilte, wurden uns diese Fälle nur als Nachkrankheiten zur Behandlung geschickt. Darunter waren in der Mehrzahl Ohrenerkrankungen, Mittelohreiterungen, die bei sorgfältiger Behandlung ausheilten, aber auch Erkrankungen des Innenohres, die jeder Behandlung trotzten und schwere Hörstörungen zurückließen.

Im Rachen und Kehlkopf traten Grippen selten in schweren Formen auf, meist nur in Form einer katarrhalischen Rötung derselben.

Im Kehlkopf beobachtete man bei allen, auch bei leichten Epidemien eine Veränderung, die man eher als typisch bezeichnen kann, weil sie sonst nicht beobachtet wurde. Man sah symmetrisch auf beiden Stimmbändern kleine halbmondförmige graue opalescierende Flecke ohne Rötung oder Blutung, auch ohne Schmerzen, die von B. FRÄNKEL u. a. eingehend beobachtet und beschrieben wurden. Dabei sah man als Symptome nur Heiserkeit und leichten Husten. Der Prozeß spielte sich offenbar nur in der Epithelschicht ab und mußte als Epithelnekrose aufgefaßt werden, wenn Influenzaerreger oder Symbiosen desselben auf die Stimmbänder durch Inspiration oder von höhergelegenen Abschnitten her gelangt waren. Der Prozeß heilte, indem das nekrotische Epithel sich langsam abstieß, völlig ohne Narbe.

Bei der spanischen Grippe beschrieben die Pathologen neben den zerstörenden Lungenprozessen allerdings auch schwere phlegmonöse Prozesse im Rachen, wie Glottisödem, die den letalen Ausgang mit verursacht hatten. Ganz vereinzelte Patienten mit solchen schweren Rachen- und Kehlkopferscheinungen überstanden auch dies, mußten aber tracheotomiert werden. Ich habe zwei solcher Tracheotomierter wegen erschwertem Dekanulement behandelt und geheilt und in der Z. Hals- usw. Heilk. 21, 1928 darüber berichtet. Vermutlich war von der Schleimhaut aus der Prozeß am Processus voc. in die Tiefe gegangen und hatte das Gelenk am Aryknorpel ergriffen. Man sagte früher, die Grippe befalle mit Vorliebe die schwachen Stellen am Körper, und ein witziger Professor fügte im Kolleg hinzu: Ich habe die Grippe immer im Kopf. Auf ein Organ trifft das sicher zu, auf die Lungen. Wenn wir die Krankengeschichten von Tuberkulosepatienten lesen, finden wir nur zu häufig die Angabe, daß eine früher ruhende Lungenerkrankung durch eine Grippe wieder aufflammte, eine noch bestehende sich verschlechterte, so daß sie dem Befallenen zum Verhängnis wurde. Wenn so Grippe und Katarrh oft kaum auseinanderzuhalten sind und der Erregernachweis auch noch bezweifelt werden muß, können doch folgende Punkte die Diagnose stützen: Grippe beginnt immer ganz akut mit hohem Fieber, starken Schmerzen und starkem Krankheitsgefühl. Erkranken bei einer Epidemie massenhaft Menschen in gleicher Weise, so darf man Grippe diagnostizieren. Die Rekonvaleszenz ist bei Grippe stets verlangsamt, man darf die Patienten nicht zu früh aus dem Haus und aus der Beobachtung entlassen. Schwächegefühl dauert oft noch wochenlang an. Gewichtsverluste sieht man oft. Haarausfall, wie beim Typhus, habe ich nie gesehen, doch erkennt man an den Nägeln überstandene Infektionen. Die Partien des Nagels, die während der Erkrankung wuchsen, sind spröde, trocken gerieft, so, wie man das auch sonst nach schweren Erkrankungen beobachtet. Alle diese schweren Symptome sieht man beim Katarrh nicht. Selbst eine schwere Erkältung klingt bei einiger Vorsicht rasch ab, und der Normalzustand stellt sich wieder ein.

Bei einer Grippeepidemie werden Hunderte von Mitteln angepriesen, alles soll helfen. Bei einer Diskussion im Ärztlichen Verein in Hamburg sagte Prof. HEGLER, daß Chinin in Kombination von Pyramidon ihm immer noch die besten Resultate ergeben habe.

13. Rauchen und Katarrh.

Der Arzt, der selbst raucht, vielleicht leidenschaftlich, wird die Schäden, die das Nicotin ohne Zweifel der Gesundheit zufügt, immer viel milder beurteilen als der Nichtraucher. Wenn es auch sicher Raucherkatarrhe gibt, leichtere und schwerere, sind die Schleimhautkatarrhe doch nicht die schwersten Folgen des Tabakmißbrauchs. Andere Organe, namentlich das Herz, das Nervensystem, davon wieder die höheren Sinnesorgane, werden viel empfindlicher geschädigt. Es gibt eine Tabakamblyopie, bisweilen völlige Blindheit, und es gibt schwere Hörstörungen und Nervenstörungen durch übermäßiges Rauchen. Wir wollen hier nur über den durch Rauchen verursachten einfachen Katarrh etwas sagen. Lebensgefährliche Katarrhe entstehen durch Tabak wohl kaum. Wenn man nicht der Ansicht ist, daß das angeblich häufiger auftretende Lungencarcinom Folge des Rauchens ist, wüßte ich keine bedenklichere Erkrankung der Schleimhaut infolge des Rauchens. Da immer, auch vor Jahrhunderten schon, viel geraucht wurde, besonders von alten Leuten, und das Rauchen nie als Ursache schwerer Erkrankungen erwähnt wird, geht man wohl nicht fehl, wenn man eine Zunahme von Lungenkrebs mit den jetzt häufigeren Untersuchungen der Lunge mit Röntgenstrahlen erklärt. Mäßiges Rauchen trägt für Millionen Menschen so zur Beruhigung, zum seelischen Gleichgewicht, zur Gemütlichkeit bei, daß man auch als Arzt diese seelische Beeinflussung dem Patienten nicht ohne Not verbieten wird. Ich habe öfter Patienten gehabt, die mit katarrhalischen Beschwerden kamen und mir sagten: Aber das Rauchen dürfen Sie mir nicht verbieten. Man mußte dann eben sehen, wie man auch ohne Rauchverbot die Beschwerden der Betreffenden beseitigte, wenn der Patient sich etwas einschränkte, mehr ins Freie ging, nur im geschlossenen Raum rauchte und die gegebenen Vorschriften gewissenhaft beobachtete. Es gab auch Patienten, die behaupteten, ein akuter Katarrh oder eine Erkältung sei durch das Rauchen gebessert worden. Auch das ist möglich. Wenn z. B. eine akute Heiserkeit mit mehr trockener Schleimhaut und Trockenheitsgefühl durch den Tabak stärker sezerniert, kann die heisere Stimme klarer werden. So ist das Rauchen als alleinige schädigende Ursache bei Katarrhen von keiner so großen Bedeutung. Es gibt einen Rauchkater oder Katarrh, der sich nach größeren Festen oder Kommersen einstellt, wenn im Laufe von vielen Stunden vielleicht das doppelte Quantum an Tabak genossen wird. In diesem Zustand ist natürlich auch Reizung der Schleimhaut da, rauhe Stimme, aber vor allem auch Abgeschlagenheit, Kopfweh, allerlei nervöse Ermüdungszustände, und der übermäßige Gebrauch der Stimme in der Stickluft hat auch das seinige getan. Für die Behandlung des Katarrhs ist es gleichgültig, ob er durch Tabak oder Erkältung entstanden ist. Man wird natürlich dann möglichste Enthaltung vom Rauchen anraten.

Die Frage, welche Tabaksorten schädlich wirken, ob Zigarren oder Zigaretten, die meist aus türkischem Tabak gemacht werden, wurde viel dahin beantwortet, daß Zigaretten, also türkischer Tabak, den Raucher mehr schädige als Zigarren. Das erklärt sich schon aus der Art des Rauchens. Der an sich feuchtere Tabak wird direkt in den Mund gesteckt und wohl mehr Nicotin verschluckt. Der Zigarettenraucher ist auch mehr Kettenraucher. Es ist oft unglaublich, welche Mengen einzelne Leute, darunter auch Ärzte, täglich verbrauchen. Als Kettenraucher kamen viele junge und ältere Männer, vom General bis zum einfachsten Soldaten, aus dem Kriege zurück, und viele sagten, daß sie im Schützengraben lieber auf das Essen als auf das Rauchen verzichtet hätten.

In dem Bericht über eine Himalajabesteigung las ich, daß eine Gruppe der Expedition, von der plötzlich eintretenden Nacht überrascht, in den Zelten Schutz suchen mußte. Der mitgeführte Sauerstoff ging zu Ende und das Atmen wurde unregelmäßig und erschwert. Sie zündeten sich Zigaretten an, durch das Rauchen wurde die Atmung vertieft und regelmäßiger, die nervöse Erregung gemildert, so daß sie, bis neuer Sauerstoff herbeigeschafft, durchhalten konnten und wohl mit Recht sagten, das Rauchen habe sie vor dem Erschöpfungstod gerettet. Man kann also das Rauchen wohl kaum allgemein verbieten, wie manche Tabakgegner wollen. Es rauchen ja Kulturvölker und unkultivierte Neger in allen Ländern und Klimaten der Welt. Bedenklich ist die moderne Sucht unserer Mädchen und Frauen. Aber auch bei denen zeigt sich die Nicotinschädigung nicht so sehr als Reizung der Schleimhäute, sondern mehr als Nervosität, Unruhe, Herzbeschwerden. Ich erinnere mich einer guten Schauspielerin von 30 Jahren, die bis zu 50 Zigaretten am Tage rauchte, große Unruhe und Zittern der Hände zeigte, aber trotz bester Einsicht das Rauchen nicht lassen konnte und ihre recht gute Karriere aufgeben mußte. Eine nicht seltene Klage der Ohrenpatienten, die zu uns kommen, ist starkes Ohrensausen und Schwindel. Wenn man dann nichts Objektives findet und nach dem Rauchen fragt und erfährt, daß die Betreffenden, meist Männer, massenhaft schwere Zigarren rauchen, geht man nicht fehl, Nicotinschädigung anzunehmen. Wenn der Patient Energie genug besitzt, eine kürzere Zeit auszusetzen und die Beschwerden dann aufhören, ist die Annahme bestätigt.

IV. Beschwerden der Sänger und Gesangunterricht.

1. Stimmbehandlung und Phonetik.

Wenn heute ein junger Arzt sich entschließt, Otolaryngologie zu studieren, wird er auch Phonetik, Sprachfehler und Stimmbehandlung eingehend studieren müssen. Dazu bieten die meisten deutschen Universitäten jetzt Gelegenheit; voraussichtlich werden diese Fächer auch bald Pflichtfächer werden, vielleicht sogar Examensfächer. Es haben ja auch in den letzten Jahrzehnten schon eine große Reihe von Halsärzten sich intensiver mit diesen Zweigen beschäftigt und eine große Anzahl interessanter und durch mühsame Untersuchungserfahrung gewonnene Tatsachen mitgeteilt. Der Literatur nach scheinen jetzt namentlich unter den Sprachfehlern eine Menge häufig beobachteter Fehler durch ziemlich einfache Methoden heilbar zu sein, so daß auch therapeutische Beschäftigung mit diesen Zweigen dankbar zu sein scheint. Unter den Spezialärzten für Stimmphysiologie und Phonetik möchte ich an erster Stelle NADOLECZNY nennen, der in einer Reihe von Arbeiten seine Erfahrungen und Erfolge mitgeteilt hat. Eine sehr kurze und doch übersichtliche Zusammenfassung gibt er im Novemberheft 1933 der Jahreskurse für ärztliche Fortbildung unter dem Titel „Die menschliche Stimme, ihre Funktionsstörung und deren Behandlung". An der Spitze dieser Arbeit hebt er die eigenartige Tatsache hervor, daß die Laryngologie bisher die Stimmwerkzeuge beurteilt und behandelt hat, ohne Funktionsprüfung. Ohne diese Prüfung aber sei es unmöglich, herauszufinden, wo der Fehler liegt.

Die Phonetik hat nun die normale menschliche Stimme, vom ersten Schrei des Neugeborenen bis ins höchste Alter hinauf, in ihrer Funktion, Umfang und Entwicklung bestimmt, um so eine Grundlage zu schaffen, wie erkrankte Stimmen entstehen und wie die Erkrankungen zu beseitigen sind. Die Stimme des Kindes wurde dabei besonders berücksichtigt. Das Lehrbuch der Sprach- und Stimmheilkunde (Leipzig:

Vogel 1926) wurde von NADOLECZNY ursprünglich für das Lehrbuch der Kinderheilkunde von PFAUNDLER geschrieben. In der Tat kommen gerade in der Kindheit viele Krankheiten der Sprech- und Singstimme zur Entwicklung und Beobachtung. Der Halsarzt muß daher sich auch mit der Physiologie und Psychologie der Sprachentwicklung bekannt machen. Die Untersuchungen an Studenten ergaben, daß Menschen mit dunklen Augen und dunklem Haar meist eine tiefe Stimme haben. Davon gibt es wohl manche Ausnahmen. Wenn man die Auswahl hat, wird man ja Rücksicht auf die Rolle nehmen. Ein Gretchen oder eine Elsa müssen blond sein, ein Don Juan oder Leporello als Spanier dunkel, ebenso der Othello. Bösewichter haben immer dunkles Haar und dunkle Augen, erst NIETZSCHE hat uns die blonde Bestie beschert. Am Theater kann ja der Theaterfriseur das Fehlende ersetzen. Wenn der Mensch und sein Kehlkopf seine Reife erreicht hat, entscheidet sich die Art der Stimme, Tenor, lyrischer und Heldentenor, hoher und tiefer Bariton, Mezzosopran und hoher Sopran. Und da, wie an Beispielen oben schon gezeigt, der Klang der Stimme sich vererbt, gelang der Nachweis, daß auch bei Vererbung der Stimme das MENDELsche Gesetz gilt.

Die Sänger und Schauspieler, die Störungen ihrer Sprech- oder Singstimme haben, kommen immer mit der Angabe, sie hätten sich erkältet oder einen Katarrh, und wenn man sie untersucht, findet man wohl immer Teile der Schleimhaut der oberen Luftwege im Zustande einer Entzündung. Sie sind gerötet, die Sekretion geändert, entweder Trockenheitsgefühl oder vermehrte Schleimabsonderung, Räuspern, Husten oder auch Heiserkeit, also zweifellos ein Katarrh. Jeder erfahrene Halsarzt weiß natürlich, daß mit dieser Diagnose nicht der Fall erledigt ist, daß die Funktion geprüft werden muß; aber das Nächstliegende ist doch, daß man diese kranken Schleimhautstellen, die reizen, stören, zunächst behandelt und zur Heilung bringt. Wenn die Schleimhaut wieder normal funktioniert, fällt auch die Störung fort. Bei einem einfachen akuten Katarrh ist damit wirklich der Fall erledigt. Der Sänger singt wieder rein und kräftig, auch die Töne, die ihm Schwierigkeiten machten. Der Schauspieler spricht seine Rolle ohne Beschwerden und verständlich. Solche Erfolge haben seit Jahrzehnten unsere bekannten Halsärzte gehabt und durch Erfahrung gelernt, daß man die kostbaren Stimmen der Künstler anders behandeln muß als die Stimmen der Nichtsänger. Aber behandeln muß man den Katarrh. Wenn auch beim Halsarzt, wie beim Allgemeinarzt oder dem Chirurgen, das Vertrauen zum Arzt eine große Rolle spielt, so erwirbt man sich dies Vertrauen auch der Sänger und Schauspieler am besten dadurch, daß man ihnen hilft. Der Arzt, der nicht nur die Behandlung der Schleimhäute, sondern auch die Funktionen der Stimmwerkzeuge kennt, der Muskeln,

Gelenke, die Störungen der Stimme durch Erkrankung des Herzens und der Lungen, wird nicht nur an den Katarrh denken, sondern den ganzen Menschen untersuchen und behandeln. Gute musikalische Kenntnisse unterstützen natürlich den Halsarzt, wenn er Sänger behandeln soll. Aber die Erfahrung zeigte ja, daß die Ärzte, die Sänger sind, auch nicht zaubern können.

2. Mit welchen Mitteln hilft der Sänger sich selbst?

Nicht ohne Interesse ist die Frage, was tun die Künstler selbst gewohnheitsgemäß, um leichte Unbehaglichkeiten im Halse während des Singens zu beseitigen. Man kommt da auf eine lange Liste von frischen Getränken und Speisen, welche die Pall Mall Gazette 1869 durch eine Umfrage festgestellt hat. Vom einfachen Glas Wasser, das schon immer auf dem Rednerpult stand und Räuspern und Husten lindert, alle Sorten Limonaden, heiße und kalte Milch, schwarzer Kaffee, Honigwasser, auch Wein, Bier und Porter fehlen nicht, alle Sorten Bonbons, Äpfel, Pflaumen und trockenes Brot, kalter Braten und Salzgurken, Eigelb mit Zucker und Ölsardinen. Einige Künstler schnupfen, andere rauchen vor dem Singen, und jeder schwört auf sein Mittel. Einer meiner Schauspieler mit Stentorstimme gurgelt bei Indispositionen mit Kognak. Seit der Einführung von Cocain schnupfen viele cocainhaltige Pulver oder Adrenalinpräparate. Die ADELINA PATTI trank Selterwasser, wieder andere beschränken sich darauf, während des Singens nicht zu sprechen. Ein anderer Patient von mir nahm eine Scheibe Citrone in den Mund. Citrone regt ja die Schleimsekretion an. Eine Köchin mit Ozaena sagte mir: Wenn ich Citronensaft in die Nase aufschnupfe, geht der schlechte Geruch weg; wenn es auch sehr beißt. Ein Matjeshering ist nicht nur für den Jammer gut, sondern auch bei Heiserkeit sehr bessernd. Heringslauge war auch ein Volksmittel bei Bräune. Ich empfehle meinen Patienten, wenn ich gefragt werde, getrocknete Pflaumen und Früchte oder einen Schluck Oberbrunnen. An Pastillen gebe ich ihnen Benzoepastillen oder Isländisch-Moos-Pastillen. Eine sehr bekannte und beliebte Sängerin, die ich fragte, sagte mir: Ehe ich auf die Bühne gehe, küsse ich das Bild meiner Mutter, das ich immer bei mir führe, und dann kann ich tadellos singen. Der Aberglaube, Amulette, Maskottchen sind bei Künstlern natürlich auch zu finden.

3. Wie kann man nun einem Sänger oder Schauspieler, dem seine Stimme nicht gehorcht, helfen?

Findet man objektive Befunde in der Nase oder im Halse, so verfährt man nach oben angegebenen Methoden. Gewöhnlich zeigen die Stimmbänder doch eine gewisse Ermüdung, der Schluß ist nicht so kräftig

und exakt. Ich unterstütze also die Arbeit der Muskeln. Das kann
man durch Beseitigung der Hyperämie der Schleimhaut, durch Elektrisieren, Massieren, Inhalieren. Innerlich hat mir Strychnin immer gute
Dienste getan. Außerdem Gesangsübungen, wie das LILLI LEHMANN
und fast alle Gesanglehrer empfehlen. Ich habe früher gute Stimmen
immer wieder zu dem Lehrer geschickt, bei dem sie ihre Ausbildung
genossen, der ihre Stimme und Leistungsfähigkeiten kannte. In einigen
Fällen mit ganzem Erfolg. Der alte Lehrer erkannte sofort, welche
Unarten der Schüler sich angewöhnt, welche Fehler er machte.

Soll der Sänger oder Schauspieler ganz aussetzen, sich schonen?
Ich möchte eher nein wie ja sagen. Von der PATTI sagte man, sie ginge
nie zur Probe, um sich zu schonen. ANDRADE legte sich ins Bett und
sprach nur mit Flüsterstimme. Beide waren ältere, mit der Technik
vertraute Künstler. CARUSO studierte mit enormem Fleiß vor dem
Auftreten seine Partien und versenkte sich ganz in seine Rolle. Er war
jünger und ein Riese an Kraft. Wenn der Arzt den Patienten gut
kennt und sein ganzes Vertrauen besitzt, muß er auch etwas COUÉ spielen
und ihm Mut machen. — Psychische Behandlung!

4. Gibt es nur eine Methode, singen zu lernen?

Jeder Gesanglehrer meint, seine Methode sei die richtige, und doch
behaupten die besten Lehrer, man müsse eben natürlich singen, und
jeder Versuch, die Stimme durch besondere Methoden zu erzeugen, hat
Mißerfolge. Trotzdem wird jeder Sänger seine Stütze an einem etwas
anderen Punkt nehmen. Über die Stütze sagt BARTH: „Die Stütze ist
ein Gefühl, eine Empfindung, welche uns über eine inspiratorische
Spannung des Brustkorbes während des Sprechens und Singens, also
während des Ausatmens, orientiert." Durch dieses Gefühl können wir
demnach den Atemverbrauch der Brust regulieren. Aber es liegt auch
eine gewisse Gefahr darin, denn wie PAUL BRUHNS sagt, ist jede sog.
Stütze mit einem Muskelzwang oder Muskeldruck verbunden, und
jeder Zwang oder Druck soll ja gerade beim guten Singen vermieden
werden. Aber auch VOGEL gibt zu, daß z. B. Natursänger, die mit
zuviel Luft, also falsch singen, bisweilen hinreißend schön singen können.
Man vergleicht mit dieser Muskelleistung der Stimmbänder gewöhnlich
den Gang der Menschen, der ja auch bei jedem verschieden ist, obwohl
die Beine im großen und ganzen denselben Bau zeigen.

Gesanglehrerin HILDEGARD HIRSCHBERG. Es gibt nur eine richtige
Methode, und die ist auf richtige Atemtechnik bzw. Tiefatmung gestellt.
Der Unterleib muß eingestellt werden und vom Unterleib muß der
Atem einsetzen. Die Flankenmuskeln muß man locker machen und
dann hinauf in den Brustkasten gehen, die Lungen mit Atem ganz
und voll zu füllen. Hat der Schüler die Atemtechnik erlernt, so muß

er erst richtig sprechen lernen, wozu Lippen- und Lungentechnik erforderlich ist. Hat er diese Technik begriffen, weiß er, wie er mit richtiger Zungenlage Vokale und Konsonanten richtig zu sprechen und zu formen hat, dann erst kann mit den eigentlichen Singübungen begonnen werden. Dann schreitet der intelligente Schüler rasch vorwärts, dann quillt die Stimme wie bei den wirklich ersten Sängerinnen, deren beste ERNESTINE SCHUMANN-HEINK war. Diese Darstellung bringt in anderen Worten auch wieder die Hauptpunkte bei der Stimmerziehung; Begabung immer vorausgesetzt.

Neurasthenie. NADOLECZNY sagt sehr richtig, daß die Singstimmschwäche häufiger Anfänger oder mittelmäßige Künstler befalle, als wirklich hervorragende Kräfte. Ganz natürlich singen geborene Sänger mühelos, ohne Anstrengung. Die Triumphe, die sie feiern, zu denen wir vielleicht auch mithelfen durften, erzeugen die gehobene Stimmung, mit der sie zu uns kommen. Ihre Beschwerden sind sehr leichte. Der unbegabte Gesangschüler und Anfänger, der etwas erstrebt, wozu ihm das Zeug fehlt, ist enttäuscht, deprimiert. Es ist nicht leicht, ihn zu trösten und ihm zu helfen. Diese Unglücklichen wechseln dann den Gesanglehrer und den Arzt, der ihnen eigentlich nur einen Rat geben kann, das Gesangstudium aufzugeben. Die Not zwingt sie dann, oft recht bescheidene Stellungen anzunehmen oder die Zahl der Stimmpädagogen zu vermehren.

Ich habe bis jetzt in der Hauptsache das, was Gesanglehrer, so wie VOGEL, über die Art, richtig zu singen, gesagt. Ich möchte noch einiges hinzufügen, was Halsärzte, die sich mit Gesang beschäftigen, ihren Schülern für Ratschläge geben. Vor allen Dingen, was der Phonetiker STERN, der selbst ein großer Sänger ist, in seinen vielen Veröffentlichungen empfiehlt. Er sagt, der physiologische Stimmumfang, also die Töne, die jeder ohne Pressen in mittlerer Stärke hervorbringen kann, kann nur bis zu einem gewissen Grade erweitert werden. Bei Katarrh ist die Berührung der Stimmbänder gestört, der Schwingungsmechanismus unregelmäßig, infolgedessen unharmonische Obertöne, die Stimme heiser und belegt.

Es ist ein gutes Zeichen, wenn der Sänger beim Singen keinerlei Muskeltätigkeit fühlt. Dafür soll er aber das ganze Ansatzrohr wie eine Opferwolke erfüllende Atemsäule fühlen. STERN sagt, der Ton soll nie vom Atem weggehen. Man soll immer mit möglichst geringem Atemaufwand singen. Man soll loslassen. Wie beim Schwimmen soll man nicht gegen den Strom schwimmen, sondern sich tragen lassen. Als Ursache des Tremolierens nennt STERN seelische Aufregung und Ermüdung der Stimmbänder, auch Schwellungen und übermäßigen Druck. Er macht darauf aufmerksam, daß die Resonanz im Kopf noch anhält, wenn die Schallquelle schon erloschen ist. Übertriebenes Stützen beeinträchtigt immer die Schönheit der Stimme. Die Stütze am Brustbein, das Gefühl des festen Haltes am Brustbein, entspricht der Ansatzstelle des Musculus sternothyreoideus. Der Sänger sagt dann, ich stütze den Ton am Brustbein. OTTO IRO sagt, die Stütze liege in dem Aufsitzen des Tones auf komprimierter Luft. Die Hauptsache ist aber, daß der Lehrer es dem Schüler richtig vormachen und die falsche Art sofort korrigieren kann. E. BARTH sagt: Die Stütze ist ein Gefühl, eine Empfindung, welche uns über eine inspiratorische Spannung des Brustkorbes während des Sprechens und Singens, also während der Ausatmung, orientiert. Durch dieses Gefühl können wir den Atemverbrauch der Brust regulieren.

Über Knödeln und Pressen oder gekehlte Stimme sagt STERN, im Röntgenbild habe PANCONCELLI-CALZIA nachgewiesen, daß dabei der Kehlkopf besonders hoch stehe, so daß die Hörner des Schildknorpels der Rachenwand fest anliegen, ebenso das Zungenbein. Der Raum zwischen Zunge und Rachenwand sei völlig aufgehoben.

5. Mutation.

Der menschliche Kehlkopf wächst nicht, wie die übrigen Körperteile, stetig im selben Gleichmaß bis zur normalen Größe des Erwachsenen, sondern vergrößert sich, wenn die Geschlechtsreife eintritt, plötzlich und ruckartig. Dieses plötzliche rasche Wachstum dauert etwa ein Jahr. Natürlich verändert sich oder wechselt die Stimme, sie wird tiefer; man nennt das Stimmwechsel oder Mutation. Der Kehlkopf vergrößert sich in allen Teilen. Die Stimmbänder wachsen bei Knaben 1 cm und darüber, bei Mädchen 4—5 mm. Die Knabenstimme wird dadurch eine Oktave tiefer, beim Mädchen 1—2 Töne. Dieser Stimmwechsel fällt bei Knaben ins 14. bis 15. Jahr, beim Mädchen ins 12. bis 13. Jahr. Rasse und Klima verschieben diese Zeiten. Die Verkalkung tritt ein, wenn das Wachstum des Skelets im ganzen vollendet ist. Nach den Untersuchungen von SCHOTTELIUS sind die Kehlkopfknorpel bei Kindern gefäßlos. Die Ernährung erfolgt durch ein Saftkanalsystem. Nach der Pubertät tritt ausgiebig Vascularisation ein. Die übrigen Veränderungen im kindlichen Knorpel, Inkrustationen der Zellen, faseriger Zerfall, schließlich Verknöcherung, übergehe ich. Jedenfalls ist die Pubertät die Zeit, wo der Kehlkopf in allen Teilen enorm wächst und der Knorpel sich durch Gefäßbildung und Verkalkung verändert, bei Knaben in stärkerer und merkbarerer Weise als beim Mädchen. Als ich das Material zu meinem Röntgenatlaß sammelte, habe ich auch von einer Anzahl Kindern vor und nach der Pubertät Aufnahmen gemacht, aber die Zahl ist zu gering, um endgültige Gesetze daraus abzuleiten. Vor der Pubertät sieht man im

Röntgenbild noch keinen Kalk, um die Pubertät Andeutungen in der Gegend der Unterhörner des Schildknorpels. Am Zungenbein findet er sich am Körper desselben. Die Hörner verkalken später, aber schon vor der Mutation. Bei der Verkalkung nach dieser Zeit beginnt dieselbe an den Stellen, wo die starken Muskeln am Knorpel befestigt sind und ziehen zuerst am Hinterrand des Schildknorpels. Werden Knaben vor der Mutation entmannt, so tritt die Mutation auch nicht ein; die Stimme behält dann ihre Höhe, einen hohen Sopran oder Mezzosopran, gewinnt aber mit zunehmender Entwicklung an Stärke. Da hohe und zugleich starke Stimmen und Töne, wie das hohe C bei unseren Tenören, besonders packend wirken, hat die katholische Kirche schon seit Jahrhunderten ihre Engelsstimmen an Kastraten vergeben und mit diesen Stimmen große Einwirkungen auf ihre Gemeinden erzielt. Auf der Bühne konnten sich diese für unser Ohr immerhin etwas unnatürlichen Stimmen nicht halten. Seitdem, seit MOZART, die deutsche Oper die italienische mehr verdrängte, verschwanden die Kastraten, aber 1914 fanden sich noch zwei entmannte Knaben in der päpstlichen Kapelle. Italienische Väter ließen diese Operationen an ihren Knaben vornehmen, weil gute Kastratenstimmen in Italien bei der Kirche gesucht und hoch bezahlt wurden. Alle Erfahrung lehrt, daß während der Mutation ohne Schaden für die Stimme nicht gesungen werden darf. MANUEL GARCIA, der Erfinder des Kehlkopfspiegels, erzählt, daß er selbst von seinem Vater, der Sänger war, angehalten wurde, während der Mutation weiterzusingen, weil der Vater ohne merklichen Schaden während dieser Zeit gesungen hatte. MANUEL behauptete nun, er habe durch das Singen in diesen Jahren seine schöne Stimme verdorben, so daß er Gesanglehrer werden mußte. Seine Töchter ließ er daher während des Stimmwechsels pausieren, und sie wurden hervorragende Sängerinnen: Frau VIANDOT und Frau MALIBRAN. Vor 100 Jahren war Frau FELICITAS MALIBRAN eine der gefeiertsten Sängerinnen von Europa. Sie bezog in Paris eine Gage von 50 000 Franken. Im kräftigen Alter von 28 Jahren starb sie durch einen Sturz vom Pferde.

Bei Knaben, aber auch bei Mädchen ist die Stimme direkt vor dem Stimmwechsel besonders schön und pikant, so daß der Kapellmeister sie ungern entbehrt und sie weitersingen läßt. Das ist aber, wie alle gewissenhaften Gesanglehrer bestätigen, ein schwerer Schaden für den Schüler und daher davor zu warnen. Offenbar ist der Zustrom von Blut und Kraft zum Kehlkopf in dieser Zeit der besondere Grund für die Schönheit der Stimme. Der Thomaner-Knabenchor in Leipzig ist durch den schönen, etwas herben Ton der Knabenstimmen berühmt. Vor dem 18. Lebensjahr sollten keine intensiveren methodischen Gesangsübungen begonnen werden. SCHEIER hat bei seinen Studien an einzelnen Kehlkopfknorpeln Knorpel von kastrierten Hengsten und Bullen untersucht, konnte aber keine besonderen Veränderungen finden. Ich bin überzeugt, daß eine besonders darauf gerichtete Untersuchung an größerem Material auch im Röntgenbild nachweisbare Veränderungen zeigen würden. Katarrh findet sich wohl immer bei der Mutation und wird von allen viel beschäftigten und gut beobachtenden Ärzten beschrieben, besonders bei Knaben. Wenn nun beim Stimmwechsel stärkere Beschwerden auftreten, Heiserkeit, Fistelstimme, genügt bloße Schonung der Stimme nicht, dann muß ärztliche Behandlung stattfinden. Der Katarrh und die Fistelstimme sind derselben zugängig. STOERK in Wien ließ solche Knaben in tiefer Tonlage Zählübungen vornehmen, bis die neue tiefe Stimmlage zur Gewohnheit geworden war.

Der Aufsatz von VOGEL über Ansatz- und Windrohr setzt alle diese Verhältnisse sehr klar auseinander und enthält für den Gesanglehrer sehr gute Hinweise auf die Behandlung verdorbener Stimmen und deren Heilung. Aber auch für den Halsarzt, besonders den Phonetiker, ist er eine klare Schilderung von wirklichen Erkrankungen des Stimmorgans, so daß seine Lektüre allen, die sich mit diesem Organ beschäftigen, empfohlen werden kann.

6. Phonetik und elektrische Behandlung bei Stimmbandlähmung.

LUCHSINGER, Zürich, hat bei Halbseitenlähmungen des Kehlkopfes die phonetischen Ergebnisse besonders berücksichtigt. Er bestimmte den Stimmumfang, die durchschnittliche Sprechtonlage und die längsmöglichste Tondauer. Unter letzterer versteht man die Zeit, während welcher der Vokal „o" in mittlerer Sprechtonlage gehalten werden kann. Er fand in seinen Fällen starke Herabsetzung der Tondauer. Die Behandlung bestand in Stimmübungen mit und ohne elektrischem Strom und Druck, durch die eine Überkompensation der gesunden Seite, mit gleichzeitiger Entspannung, die jeder Adduktion entgegenwirkt, erreicht wird. Die Patienten müssen in recht tiefer Tonlage üben; durch Fingerdruck auf die gelähmte Seite wird die Übung unterstützt. Man wendet den Faradischen Strom an: 2—3mal wöchentlich, 2—3 Monate lang. Eine wesentliche Besserung der früher zu hohen Sprechtonlage wurde meist dadurch erreicht. Es handelt sich dabei also um die seit Jahren geübte Therapie unter Mitbenutzung der Ergebnisse der Phonetik.

Professor LÖBELL, Marburg, und WETHLO, Berlin, haben auf dem Berliner Kongreß über Fehlerquellen bei phonetischen Untersuchungen berichtet und über wirkliche und scheinbare Kehlkopfbewegungen bei den Aufzeichnungen mit dem GUTZMANNschen Laryngographen. Bei den komplizierten phoenetischen Untersuchungen kommen Täuschungen nicht selten vor.

7. Brummen und Summen.

Ohne Zweifel ein sehr wirksames Mittel, die Singstimme zu kräftigen, habe ich sehr häufig mit Erfolg meinen Patienten empfohlen. Brummen und Summen, wie es SPIESS empfohlen und an der Hand eines Übungsheftchens die Sänger vornehmen ließ, empfiehlt auch VOGEL. Dieser läßt das Doppellippen-„w", nicht das „mm" summen, weil das zum Quetschen verleite. Außerdem empfiehlt er, das Summen auf „w" nur im Anfang zu üben und bald zum Vokal überzugehen. Das Summen auf „m" macht aber auch die Nasengänge frei. Beim Brummen, also phonieren mit geschlossenem Mund, muß der weiche Gaumen erschlafft herabhängen, um die Luft durch die Nase streichen zu lassen. Die Zunge liegt schlaff im Mund ohne irgendwelche Spannung. So haben wir die normale Einstellung für den Gesang. Wenn man nun brummend anlautet, dann, während der Mund geöffnet wird, alle Teile in dieser Lage läßt, so hat man den richtigen Klang und auch die richtige Einstellung von Rachen und Mund.

VOGEL hat zur Untersuchung von Sängern auch das Grammophon verwendet, schon um evtl. einen Erfolg feststellen zu lassen, und sagt, das Grammophon ist gegen mangelnde Obertonverstärkung viel empfindlicher als das menschliche Ohr.

8. Elektrisieren.

Zur Behandlung der Sängerstimmen ist der Elektrisierapparat ein unentbehrliches Hilfsmittel. Zum Singen gehört eine ungeheure Muskelkraft; alles, was diese Muskelkraft stärken und erhalten kann, muß dem Arzt willkommen sein. Der Faradische Strom leistet das. Man kann an die Muskulatur des Halses, speziell auch des Kehlkopfes, mit dem Strom heran und jeden einzelnen Muskel oder Nerven mit der Elektrode erreichen. Um die Muskeln zur Kontraktion zu bringen, wird man sich am besten des Faradischen Stromes bedienen. Wenn ein Sänger einzelne Töne oder eine ganze Tonstrecke nicht mehr mit der alten Kraft und Stärke singen kann, liegt das meist an der Ermüdung der Stimmbandmuskeln. Im Spiegel sieht man das auch. Der Stimmbandschluß ist träger, einzelne Abschnitte des Stimmbandes klaffen mehr oder weniger. Setzt man nun endolaryngeal die Elektrode auf die erschlaffte Seite direkt auf das Stimmband oder auf den Aryknorpel und schließt den Strom, so rückt das betreffende Stimmband kräftig an das andere, der Stimmbandschluß ist vollkommen. Das ist bei guten Sängern, die leicht detonieren, leicht tremolieren oder selbst etwas belegt oder rauh singen, ein selten versagendes Mittel, die Stimme wieder in Ordnung zu bringen. Den Stimmbandmuskel erreicht man nicht so direkt, wenn man die Elektroden außen am Halse ansetzt;

dann kontrahiert sich das Platysma, der Mundwinkel wird nach unten und seitlich verzogen, aber das Stimmband rührt sich nicht. Der wichtige Schluß durch den Musculus transversus wird so nicht erreicht, wohl aber, wenn man die Elektrode direkt auf den Muskel setzt. Die andere Elektrode setze ich auf den Nacken oder gebe sie dem Patienten in die flache Hand. Wenn ich gute Sänger, die als Gäste kamen, so behandelte, waren sie immer sehr befriedigt, kamen oft noch einmal, direkt vor der Vorstellung, zum Elektrisieren. Wenn sie mir dann sagten, ich werde in meiner Heimatstadt auch elektrisiert, aber anders, schrieb ich dem betreffenden Arzt und empfahl ihm die endolaryngeale Faradisation, aber meist ohne Erfolg, der Betreffende blieb bei seiner extralaryngealen Behandlung. Meine Hamburger Patienten, namentlich die Sängerinnen, die die gute Wirkung kannten, baten meist direkt um elektrische Behandlung. Daneben habe ich natürlich immer die Nasengänge frei gemacht, etwas inhaliert, Öl oder adstringierende Mittel, mit der Hand den Larynx leicht massiert und meist Strychninpillen gegeben. Auch den weichen Gaumen kann man mit derselben Elektrode gut zur Kontraktion bringen und seine Bewegungen kräftigen. Dabei legt man die Elektrode am besten an die Hinterfläche. Bei frischen Erkältungen ist die Uvula oft leicht gerötet und ödematös. Die Uvula kann man ja nicht willkürlich heben, sondern muß einen Vokal, a oder e, sagen lassen. Mit dem Faradischen Strom kann man den Azygos kräftig zusammenziehen, das Ödem schwindet dann. Früher hielt man eine Zeitlang ein leicht verlängertes und geschwollenes Zäpfchen für die Ursache, warum viele Patienten dauernd räuspern, und so entschloß man sich, die Uvula einfach blutig zu kürzen. Es gab dafür eine Menge verschiedener Instrumente, aber mit dem Faradisieren kommt man ebenso sicher und schonender zum Ziel. Bei Lähmungen des weichen Gaumens nach Diphtherie ist die Faradische Behandlung die erfolgreichste.

9. Massage.

Auch die Massage kann bei Stimmstörungen die Heilung in wirksamster Weise unterstützen. Es ist schon seit Jahren bekannt, daß die sog. hysterische Aphonie durch Massage und Druck auf den Schildknorpel in einer Sitzung oft geheilt werden kann. Der Patient selbst kann seinen Kehlkopf dann weiter massieren, wenn er die Finger der Hand auf den Nacken legt und mit dem Daumen den Larynx nicht zu stark massiert. Das muß man ihm natürlich zeigen. Bei jeder laryngologischen Untersuchung wird man den Hals betasten und Schmerzpunkte, Vergrößerungen der Halsdrüsen, der Schilddrüse feststellen. Über rheumatische Schmerzen der Kopfschwarte und dadurch erzeugte Kopfschmerzen, die durch Massage leicht zu beseitigen sind, ward schon oben gesprochen. Vibrationsmassage mit elektrisch betriebenen Apparaten, auch für den Kehlkopf und die Nasenschleimhaut, wie sie zum Instrumentarium des Halsarztes gehören, ist auch für den Sänger eine sehr wirksame und schonende Behandlungsmethode, muß aber für den Patienten gut abgestimmt werden. Ein Zuviel oder Zustark kann die Beschwerden steigern. Brummen und Summen entleert den Überfluß von Blut aus den Nasengängen, wirkt also wie eine Vibrationsmassage. Will man die ganze Halsmuskulatur massieren, so stellt man sich am besten hinter den entkleideten Patienten und streicht von der Haargrenze bis über die Schultern, aber nicht so kräftig, daß Schmerzen empfunden werden, namentlich bei Sängern.

10. Strychnin

wirkt auf die Muskulatur. Ich habe es meist in Form von Pillen gegeben, mit sehr kleinen Dosen beginnend; man kann aber rasch steigern. Eine Patientin, die alle Pillen auf einmal genommen, 0,15 Strychnin, hatte keine Vergiftungserscheinungen. Frau SCHUMANN-HEINK nahm es gern und soll später in Amerika es in sehr großen Dosen genommen haben, ohne Schaden. Alle Sänger und Sängerinnen, denen ich es gab, bestätigten eine gute Wirkung. Sie sangen müheloser. Ich habe es auch den besten Künstlern in kräftiger Dosis am Tage der Vorstellung gegeben und kann es nur empfehlen.

Rp.

Strychn. nitr.   0,15
Extr. et. succ Liquirit.
m. f. pill. Nr. 60.
D. S. 2 Pillen tägl. zu nehmen.

Strychnin, in Olivenöl gelöst 1,0 : 100,0, kann man bei anämischer Schleimhaut auch pinseln oder einträufeln. Daneben als allgemeines Tonikum Chinin, auch Promonta oder Recresal, Phosphorsäure mit Zucker als Bonbons, die eine sofortige Wirkung haben.

11. Kammersänger HEINRICH HENSEL.

Zu den lehrreichsten meiner Künstlerpatienten zählt HEINRICH HENSEL. Als er nach Hamburg und in meine Behandlung kam, befand er sich auf dem Höhepunkt seiner Kunst. Seine Stimme war kräftig, schön, wundervoll. Er hatte eine prachtvolle Muskulatur, breite Brust, gesunde Stimmorgane. Er war sehr intelligent und verstand auch die Kunst, seine Stimme zu schonen. Nach ein paar Jahren trieb er diese Schonung so weit, daß er immer geneigt war abzusagen, so daß ich ihm immer dringend vorstellen mußte: Ihre Stimme ist völlig in Ordnung, Sie können sicher tadellos singen. Er fing an, mir immer allerlei

Theorien der Tonbildung vorzutragen, die bisweilen direkt komisch waren, statt, wie früher, seine schönen Mittel auszunutzen. Er war in einen Zustand geraten, den man nur mit Neurasthenie bezeichnen konnte. Und wie auch die Nichtsänger, wenn sie sich intensiv mit ihrer Gesundheit beschäftigen, schließlich zu Neurasthenikern werden und leistungsunfähig, so erging es auch Hensel. Die Stütze für seine Tonbildung suchte er an allen möglichen Stellen seines Körpers, die glücklicherweise weit entfernt vom Kehlkopf lagen. Zuletzt sah ich ihn als Tristan. Er machte mit beiden Armen Bewegungen, wie ein Vogel, der auffliegen will. Da er außerdem nicht in Koller und mit Waffen auftrat, sondern mit einem eigenartigen grauen Mantel, wirkte er fast komisch. Die Stimme war auch nicht mehr so glänzend. Bei diesen Armbewegungen handelte es sich wohl um Zwangsbewegungen, wie andere Sänger die Finger spreizen oder sich auf die Zehen stellen. Er ging dann von Hamburg weg, beschäftigte sich aber mit Theorie des Gesanges und nahm bei verschiedenen Lehrern, auch Ausländern, Gesangunterricht. 1929 war er in Ischl und München als Gesanglehrer und schrieb über Stimmbildung und Stimmbehandlung. In dieser Zeit fand wohl auch sein Besuch bei Caruso statt, über den ich weiter unten berichte. Er hat auch historische Studien über den Gesang und das Atmen geschrieben. So schreibt er: Inspiration ist gleichbedeutend mit Einatmung und Erleuchtung. Für den Gesang fordert er eine außergewöhnliche gedankliche Sammlung, dadurch erhalte der Ton eine göttliche Kraft. Die Pflege des Atmens müsse wieder ein Kult werden. Die abdominale Zwerchfellatmung nennt er Tieftonhalte. Auch er singt auf dem Atem, nennt es aber „das Singen hinter dem Atem". So singt eben der geborene Sänger. Er hat auch pädagogische Atmungstafeln herausgegeben, bei deren richtiger Anwendung eine Erkrankung der Stimme ausgeschlossen sei.

Unter die oben erwähnten Zwangbewegungen gehört auch das Verziehen des Mundes. Frau Metzger sang eine Zeitlang mit ganz schiefgezogenem Mund, und da sie in dieser Zeit bei Vogel Gesangstunden nahm, schrieb ich diesem. Er erklärte es als das Symptom einer Spannung im Halse.

12. Caruso.

Kaum ein Sänger hat in der ganzen Welt so viel Aufsehen erregt, als der Sänger Caruso. Über keinen Sänger ist so viel geschrieben worden. Die ganze Welt kannte und bewunderte seine Stimme, mindestens auf der Schallplatte. Er war ein Phänomen. Die Kraft und Schönheit seiner Stimme war einzig in der Welt. Prof. Stückgold, eng mit ihm befreundet, gibt uns eine gute Vorstellung von der Art dieses Künstlers. Enorm war seine Kraft. Er schob beim Einatmen mit der Brust einen schweren Konzertflügel einige Zoll über den Teppich. Die übernormale Länge seines Tonkanals, besonders der Luftröhre, war auffallend. Auch die Stimmbänder waren länger als bei der Mehrzahl der berühmten Tenöre. Der Brustkorb enorm. Seine Knochen von einer besonderen Materialgüte. Klopfte man auf seine Knöchel, so ergab sich eine Resonanz, höher und stärker als beim Durchschnitt der Menschen. Von ebensolchem Material waren die Kopfknochen. Der Stiernacken fehlte nicht. Der Kehldeckel war an der Basis sehr stark entwickelt, die oberen Teile zart. Die Epiglottis bildete ein einzigartiges Schallbrett. Beim hohen C machten die Stimmbänder 550 Schwingungen in der Sekunde. E. BARTH erklärt CARUSOS Appoggio für eine geradezu phänomenale Kraftentfaltung des Tones von oben her. Der gewaltige Anschlag auf den Brustkorb durch die Schulterblätter sei nur bei federndem Zwerchfell möglich. STERN, der auf einer Studienreise nach Italien auch CARUSO besuchte, schreibt, bei CARUSO überwog der costale Atemtypus. Bei der stroboskopischen Prüfung schwingen nur die Innenränder der Stimmbänder. CARUSO hob den Kehlkopf bei hohen Brusttönen, senkte ihn bei tiefem Singen. Bei der Kopfstimme stieg er wieder. Er fügt aber gleich hinzu, es gibt aber Fälle, wo gerade das Gegenteil sich zeigt. Gleiches schickt sich eben nicht für alle. Ich erwähnte schon, daß CARUSO in New York als Lohengrin auftrat, aber mit größtem Mißerfolg. CARUSO war auch ein glänzender Karikaturenzeichner und hat alle seine Kollegen mit seinen Karikaturen bedacht. Auch an Lampenfieber hat CARUSO trotz seines Könnens gelitten. Er sagt selbst, daß an den Tagen, wo er zu singen hatte, nichts mit ihm anzufangen war. Enorm war sein Fleiß, er studierte für jede Rolle viele Stunden lang und lebte sich, indem er sich vorsingen und vorspielen ließ, in seine Rolle ein. In seinen Lebensbeschreibungen wird auch erwähnt, daß seine eigenen Landsleute ihn durchaus nicht so feierten wie das Ausland. Er ist in Italien wiederholt ausgepfiffen worden und sang nicht gern auf italienischen Bühnen. Der Tenorist HEINRICH HENSEL hat ebenfalls CARUSO aufgesucht, und als er ihn nach dem Geheimnis seiner Gesangskunst fragte, ließ er ihn beide Fäuste fest gegen seinen Leib stemmen, forderte ihn auf, mit aller Kraft dagegen zu drücken und schleuderte ihn dann mit einem einzigen Druck seiner riesig entwickelten Tieftonhalte von sich weg. Unter Tieftonhalte versteht HENSEL das Abdominal-Appoggio bei CARUSO. Bei CARUSOS langen Stimmbändern schwangen stroboskopisch nur die Innenränder der Stimmbänder.

Über CARUSO sagt STERN noch folgendes: Bei Beginn des Singens saugt man sich mit einem gewissen Schreck und Erstaunen voll Luft. Beim Abbrechen des Tones erfolgt ein Nachächzen, wie das besonders bei CARUSO zu beobachten war. Das widerspricht aber der Forderung

der besten Gesanglehrer, daß man geräuschlos einatmen soll, und wenn
bei CARUSO und dessen phänomenaler Kraft ein Nachächzen zu hören
war, hat dasselbe die musikalischen Ohren sicher gestört.

13. Sänger und Musik in Amerika.

Fast alle unsere großen Musiker gehen zu Gastspielen nach Amerika,
so daß Amerika ein bedeutendes Musikland geworden ist. Vor allem
unsere bekannten Sänger und Sängerinnen, aber auch Klavierspieler,
Geiger und ganze Orchester mit dem berühmten Kapellmeister. Das
Dollarland mit den vielen großen Städten, die Aussichten, sich dort vor
einem enthusiastischen Publikum hören zu lassen und mit Schätzen
reich beladen zurückzukehren, lockte alle schon vor Jahrzehnten. In
allen großen Städten lebten Deutsche, die deutsche Musik zu schätzen
wußten. Eine große Anzahl deutscher Künstler war nach Amerika
ausgewandert und dort ansässig geworden. Überall entstanden große
Opernhäuser, Gesangvereine, deutsche und amerikanische entstanden
in den großen und kleinen Städten. Aus tausend Kehlen klang das
deutsche Lied. Deutschland stellte das größte Kontingent der Musiker
in Amerika. Aber auch aus allen Ländern Europas wanderten Musiker
über das große Wasser mit den immer zahlreicheren und schnelleren
Schiffen. Darunter viele deutsche Musik- und Gesanglehrer. Denn
auch das amerikanische Volk selbst trieb zum Teil leidenschaftlich
Musik. Wenn man die Namen der Dirigenten und Kapellmeister in
Amerika liest, begegnet man immer wieder deutschen Namen. Deutsche
Opern und Operetten, namentlich WAGNERsche Opern, konnte man
überall in Amerika hören. Eine Überzahl von Besuchern in Bayreuth
waren Amerikaner. Den Musikern folgten die großen Schauspieler, die
oft monatelang Amerika bereisten. Amerika war ein großes musikalisches Land geworden. Die Industrie stellte sich auf die Fabrikation
von Musikinstrumenten ein. Klaviere und Flügel wurden in Riesen-
fabriken hergestellt, die oft technisch besser, wenn auch teurer als
die deutschen waren. So die Fabrik von Steinway. Der amerikanische
Geschäftssinn erkannte in der Musik bald ein lohnendes Objekt. Die
Zahl der aus Amerika stammenden Sänger war nie groß, aber gelegentlich
kamen doch auch Amerikaner in unsere Sprechstunde, unverkennbar
an ihrem Timbre. Es entwickelten sich auch speziell amerikanische
Gesangschulen. In einer amerikanischen Zeitung der letzten Jahre las
ich eine illustrierte Beschreibung der Singschule einer Mrs. NOVELLO-
DAVIES, die in New York eine Schule gegründet hatte. Every one can
sing, originell method of voice liberation. Die Stimme, die jeder haben
sollte, wurde entwickelt durch Konzentration und Kräftigung und
Lockerung der Brust- und Stimmuskulatur. Namentlich der Oberkörper wurde gestreckt und gebeugt. Man übte zunächst ein imaginäres

Gewicht zu heben, aber ohne den geringsten Laut hervorzuheben. Mit einer Tasse Tee in der Hand lernte man Zunge und Lippe formen. Schließlich summte man ausatmend do-re-mi, und die Stimme war befreit. Die Übungen wurden im Freien auf dem Dach eines Hochhauses vorgenommen. Die begabten Sänger, die diesen Unterricht genommen, behaupten, seit der Zeit sei ihnen das Singen eine Lust, die Stimme sei immer zu ihrer Verfügung. Eine Mezzosopranstimme sang seitdem einen glänzenden hohen Sopran. Echt amerikanisch.

In Amerika sucht man alles ins Massenhafte zu steigern, auch in der Musik. Die riesigen Musikhallen und Konzerthallen ermöglichen, daß Tausende von Musikern und Sängern, Zehntausende von Zuhörern Platz finden. Selbst im Freien veranstaltet man Monsterkonzerte. Im Juni 1916 führte man Mendelssohns Elias in der Arena des Baseballklubs in Boston auf. 12000 Zuhörer, die sich auch durch die vorüberfahrenden Züge und die im Winde fliegenden Programme nicht stören ließen. 1200 Sänger und Sängerinnen, und ein Orchester von 165 Musikern. Als Solisten hatte man allerdings die besten Sänger und Sängerinnen, Johannes Seebach, Frieda Hempel und die unvergleichliche Ernestine Schumann-Heink.

14. Ernestine Schumann-Heink.

Frau Schumann-Heink war den größten Teil ihrer Künstlerlaufbahn Mitglied der Hamburger Oper, ging dann kurz vor dem Kriege ständig nach Amerika und wurde amerikanische Bürgerin. Sie hat durch die hinreißende Macht ihrer herrlichen Altstimme wie kaum eine Frau aller Herzen gewonnen. Auch als Person war sie in ihrer Vielseitigkeit, in ihrem Gemisch von tiefstem Künstlerernst und ihrem übersprudelnden Humor einzig. Ich habe sie viele Jahre behandelt, soweit das nötig war, auch ihren Mann und die Kinder. Eine Frau muß einen Mann haben, sagte sie noch 1916 einem amerikanischen Reporter, als sie sich in Amerika zum drittenmal verheiratete. In Hamburg hat sie oft in sehr gedrückten Verhältnissen gelebt. Durch ihre Ehe und ihre Kinder war sie sehr behindert, aber beides war auch wieder ihr Glück. Der Direktor des Hamburger Theaters war Pollini, der große Handelsmann aus dem Norden, wie die Künstler ihn nannten. Ein Mann der Routine, dem die Kunst ein Geschäft und die Künstler eine Ware waren. Er hat die Heink nicht, wie sie es verdiente, gefördert, sondern ausgenützt. Aber Frau Heink hat einem Reporter später gesagt, wenn sie nicht die harten Zeiten durchgemacht, den Tod ihres Mannes, den Tod zweier Söhne im Krieg, den einen als deutschen Marineoffizier, könnte sie nicht so singen und so viel mit ihrer Stimme zum Ausdruck bringen.

Frau Schumann fuhr von einer mittleren amerikanischen Stadt in eine kleinere, wo sie ein Konzert gab, in einem Extrazug in einer großen

Menge, die alle mit zu ihrem Konzert fuhren. Sie saß mitten unter ihrem Publikum. Jeder und jede wollte mit ihr sprechen, ihr die Hand schütteln; sie hatte für jeden Zeit und ein gutes Wort. So wurde der Zug wirklich ein Triumphzug für sie. Ich liebe Amerika, sagte sie, aber ich liebe auch mein Vaterland. Sie dachte der Heimat, wenn sie Lieder, wie Heimweh von WOLF, sang. Außer ihrer herrlichen Alt-stimme hatte sie eine musikalische Einfühlungsgabe, die einzig war. Man hätte sie ruhig in einen Trupp von Hottentotten versetzen können, die mit Trommeln und Gesang ein Fest feierten. Sie hätte sofort, ohne ein Wort zu verstehen, nicht nur mitgespielt, sondern die Führung an sich gerissen und wäre die Seele des Festes geworden. Wo Musik erklang, war sie zu Hause. Ihr übersprudelnder Humor, manchmal derb, half ihr über alle Schwierigkeiten im Leben. Auf der Bühne brachte sie alle Mitwirkenden in Stimmung, gelegentlich zum Lachen. Man erkannte sie kaum wieder, wenn sie dann, tiefernst, die Erda oder die Fides sang. Ich sah sie einmal als Carmen singen und tanzen, zwei Tage vor der Geburt ihres dritten oder vierten Kindes. Sie strahlte und wußte bei dem Tanzen so geschickt sich zu drehen, daß man sie immer nur von der Rückseite sah. Als sie in HUMPERDINCKS Hänsel und Gretel die Knusperhexe sang und spielte, erschien sie wirklich als Hexe. Ich fragte sie: Woher hatten Sie das Kostüm? Ein paar alte Strandschuhe von meinem Mann, ein altes Wollkleid begoß ich mit Salpetersäure, so daß es voller Löcher war. Und wie kam es, daß man in dem dunklen Mund nur einen großen weißen Zahn sah? Ich habe alle anderen Zähne mit der Haut von einer Pflaume überzogen. — In Amerika lernte sie bald, wie man das Metall der Stimme auch münzt. Sie wurde bald sehr wohlhabend, hat aber ihren Besitz auch immer ihren weniger begünstigten Kollegen und Mitmenschen zur Verfügung gestellt. Aus Büchern oder Abbildungen hat sie ihre Kunst nicht gelernt, alles kam bei ihr aus dem Gefühl.

15. Bücher über Gesang und Stimmpflege.

Über Stimmpflege und Gesangskunst haben Gesanglehrer und Sänger unendlich viele Bücher und Büchelchen geschrieben, deren Wert sehr verschieden ist. Die Bücher enthalten viel Kritik und Polemik, die man ohne Schaden übergehen kann. Der Halsarzt lernt wohl am meisten aus Büchern, in denen ernste Sänger ihre Erfahrungen von der Bühne, Konzertsaal und als Lehrer niedergelegt haben. Das, was mein alter Schulfreund GEORG VOGEL mir geschrieben und was im Anhang wörtlich zu lesen ist, konnte ich bei der Behandlung meiner Sänger gut verwenden. Auch das Buch von KARL SCHEIDEMANTEL (Leipzig 1913) gibt in klarer, knapper Weise, was man über Kunst-gesang wissen muß. Das Buch von TAYLOR muß eigentlich jeder

Laryngologe gelesen haben, es schließt und eröffnet eine Epoche in der Gesangskunst. TAYLOR glaubte, daß das Bestreben der Sänger und Gesanglehrer, mit Bewußtsein die Tätigkeit von Zwerchfell und Kehlkopf unter Ausnützung der Resonanzhöhlen zu übersehen und zu beherrschen, in der Zeit kurz vor dem Weltkriege einen Niedergang der Gesangskunst gebracht habe. Er war überzeugt, daß es unmöglich sei, seine Stimmwerkzeuge nach seinem Willen in Gang zu setzen, daß man Singen nur durch Nachahmungen guter Sänger erlernen kann, weil die Singstimme instinktiv den Weisungen des Ohres nachgibt. Eine bewußte Kontrolle über die Stimme gibt es nicht. So begründete er die neuitalienische naturgemäße Gesangsmethode. Er war begeisterter Schüler des 1922 verstorbenen Sängers und Gesanglehrers MESCHAERT, dem er sein Buch gewidmet hat. Was er selbst und eine andere Schülerin über dessen Stimme und Lehrmethode sagt, ist sehr lesenswert und für den Arzt belehrend, ein begeistertes Bekenntnis zur edlen Gesangskunst.

DAVID C. TAYLOR, *Selbsthilfe für Sänger*. Das Buch von TAYLOR erschien 1914 und ist dem Sänger JOHANNES MESCHAERT gewidmet worden. TAYLOR in New York, selbst Sänger, geht von der Idee aus, daß während der alten italienischen Singweise jeder Meister im Besitz eines unfehlbaren Stimmbildungsverfahrens zu sein schien, und jeder Schüler, der sich ihnen anvertraute, konnte mit Sicherheit darauf rechnen, seine Stimme einer korrekten Ausführung zuführen zu können. Da trat vor etwa 50 Jahren das Bestreben auf, diese Gesangsmethode noch zu verbessern, indem der Sänger Tätigkeit von Zwerchfell und Kehlkopf und Ausnützung der Resonanzhöhlen mit Bewußtsein überwachen und beherrschen lernen müsse. Das brachte Verwirrung, Schaden und Niedergang der Gesangskunst. Man suchte zu der altitalienischen Kunst zurückzufinden. TAYLOR erkannte die Unmöglichkeit einer bewußten Handhabung der Stimmwerkzeuge und wies nach, daß es nur eine Methode des Singenlernens gibt, die der Nachahmung, weil die Singstimme instinktiv den Weisungen des Ohres nachgibt. Das Buch TAYLORS machte großes Aufsehen im Jahre 1908, und da er den Stoff in klarer, zwingender Form meistert, kann es uns Stimmbildnern und Halsärzten zum Studium empfohlen werden. Wenn die Begabung zum Gesang, vor allem ein musikalisches Ohr, fehlt, wird allerdings auch aus diesem Buche nur die Erkenntnis zu schöpfen sein, welche falschen Wege man zu vermeiden hat. Eine bewußte Kontrolle über die Stimmwerkzeuge gibt es nicht. Man muß natürlich singen, wenn die Begabung da ist. Die Stimmwerkzeuge stellen sich selbst instinktiv und automatisch darauf ein, die von dem geistigen Ohr geforderten Töne zu produzieren. Jeder Versuch, die Stimmwerkzeuge nach den Regeln der modernen Stimmbildungstheorie dressieren zu wollen, erzeugt sofort

Kehlsteifigkeit, die den Fortschritt in der Ausbildung hindert. Man kann weder die Resonanzhöhlen absichtlich erweitern noch dem Ton eine bestimmte Richtung auf dem Wege durch die Mundhöhle erteilen. Unter Leitung des Gehörs nehmen die Stimmorgane diejenige Einstellung an, die zur Hervorbringung der gewünschten Töne erforderlich ist. Ein guter Lehrer, und den kann keiner entbehren, wird daher auf die Verfeinerungen seines Gehörs ebenso achten wie auf die Hebung des musikalischen Geschmacks. Man muß gute Sänger aufmerksam hören, dann gewöhnt man sich auch die Fehler zu hören. Die hauptsächlichsten Fehler sind ein kehliger und ein näselnder Klang. Alles das zu erlernen, erfordert Zeit. Aber mit der Entwicklung des Gehörs entwickelt sich auch die Stimme. Ohne musikalisches Empfinden und Vorstellungsvermögen ist selbst eine tadellos gebildete Stimme kalt und ausdruckslos. Auch VOGEL hat ja den Kirchengesang und das Singen von Liedern zur Bildung des Geschmacks empfohlen. TAYLOR schreibt über Gesangsübungen: Zuerst macht man sich eine klare Vorstellung von den zu singenden Tönen. Fängt man zu singen an, so horche man aufmerksam auf seine Stimme. Nun höre man, in welcher Hinsicht die Stimme hinter dem im Geiste vorgefaßten Ton zurückbleibt, singe die Übung nochmals und versuche zu einem besseren Resultat zu gelangen. Diesmal kommen die gesungenen Töne dem beabsichtigten schon näher. So rückt man dem Ideal immer näher, bis man das Ideal erreicht hat. Also mit nie erlahmender Geduld, ohne Ängstlichkeit. Selbst wenn Schwierigkeiten kommen, Kehlsteifigkeit, Tremolieren, Näseln, muß man locker lassen, Entspannung üben. Aber länger als $1-1^1/_2$ Stunden sollen die täglichen Übungen nicht ausgedehnt werden, ohne Unterbrechung nie mehr als $1^1/_2$ Stunden gesungen werden. Immer schonen, nie ermüden. Singen ist eine Kunst, Schönheit ihr oberstes Gesetz. Ohne guten Lehrer, der mit seinem feinen Ohr alles vormachen kann, geht es nicht. Der Unterkiefer muß völlig locker sein, schlottern. TAYLOR gibt dann die Übungen, die gesungen und geübt werden müssen, in Noten an. Man kann auch EDISONS Phonograph zu Hilfe nehmen, so daß der Sänger die besten Gesangsleistungen vor sich hat. TAYLOR schreibt diesem Einfluß eine gewisse Hebung der modernen Gesangstechnik zu, die er die neu-italienische, naturgemäße Methode nennt. Der Kunstgesang ist uns höchste Steigerung einer natürlichen Funktion, die nie künstlich, sondern nur künstlerisch beeinflußt werden kann. TAYLOR sagt, daß etwa seit 50 Jahren die falsche Gesangsmethode angewendet wurde. Das ist die Zeit, wo GARCIA den Kehlkopfspiegel erfand. Dies Instrument ist wertvoll in der Hand des Laryngologen, aber in der Hand des Gesanglehrers eine furchtbare Waffe geworden. GARCIA sagt, der Spiegel habe ihm nie etwas genützt für seinen Unterricht. Er unterrichtete aber in der altitalienischen Methode. MORELL MACKENZIE sagt, der Kehlkopfspiegel sei kein Zauberspiegel. TAYLOR hat, wie ich schon sagte, sein Buch dem Sänger MESCHAERT gewidmet. Dieser, ein geborener Holländer, sang fast nur deutsch, hatte eine wundervolle edle Stimme, durch deren Klang er alle Menschen hinriß. Später gab er auch Gesangunterricht. So hatte auch TAYLOR bei ihm studiert.

FRANZISKA MARTIENSSEN, gleichfalls seine Schülerin, die ihn jahrelang gehört und bei ihm gesungen hat, hat neuerdings eine kleine Schrift veröffentlicht mit dem Titel: Die echte Gesangskunst, dargestellt an JOHANNES MESCHAERT. Man wird selten eine so gute Analyse der Gesangskunst eines Sängers finden wie die, die FR. MARTIENSSEN von ihrem Lehrer gibt. MESCHAERT starb 1922, 65 Jahre alt. Seine höchste Reife liegt vor dem Weltkrieg. Die Verfasserin nennt ihn einen der größten Gesangskünstler, dessen Erfolge nicht auf ein sensationelles, rein stimmliches oder persönliches Interesse des Publikums zurückzuführen sei, sondern einzig und allein auf das rein künstlerische seiner Interpretation. Jeder gab sich mit Freude dem Genuß dieses hohen 'Kunsterlebens hin. Worin das Hinreißende dieser Gesangskunst bestand, faßt die Verfasserin dahin zusammen: Es sei der lebendig geistige Ausdruck in seinem Gesang, seine Textaussprache, die bedeutsame Charakteristik vermittels der Konsonantenbehandlung. Dazu die rein musikalischen Wirkungen, die Akzentgebung, die bei größter Intensität frei über dem Tempo stand. Kurz, der Klang dieser herrlichen Stimme, das Belkanto, das angeblich verloren war. Er hatte keine übermäßig große Stimme im alltäglichen Sinn. Er gab stets nur soviel Ton, wie er zum Singen brauchte. Bei seiner vornehmen künstlerischen Zurückhaltung wurde sein Gesang nie deklamatorisches Schreien, und doch war seine Stimme so tragfähig, daß er den Saal der Berliner Philharmonie bis in den letzten Winkel füllte. In seinen Unterrichtsstunden warnte er stets vor dem Schreien. Was im Piano nicht gehorcht, ist nichts wert. Das höchste des künstlerischen Singens, das Singen auf dem Atem, das Gefühl, als ob der Ton getragen werde, der so gesungene Ton kann an Schönheit von keinem Instrument erreicht werden. Daher gehört eben ein Grad von Ausgeglichenheit und Beherrschtheit der Muskulatur, wie er nur wenigen Begnadeten verliehen ist. Besonders gute musikalische Ohren empfinden das. MESCHAERT lehrte: Wenn man eingeatmet hat und will den Ton einsetzen, muß man das Gefühl haben, als wollte man fliegen. Ein gewisses gehobenes Gefühl verleiht eine angenehme elastische Spannung der ganzen Körperhaltung während des Singens. Diese psychische Stimmung empfindet auch das Publikum, sie geht wie ein Fluidum auf dasselbe über. Beim Einatmen hatte MESCHAERT das Gefühl des fixierten Brustbeins, als wenn sich der Oberkörper nach allen Seiten, auch nach rückwärts, dehne. Er hatte die Illusion einer leicht gebogenen Verbindungslinie vom Kreuz über den Nackenwirbel zur Schädeldecke und vorderen Stirnwand. Etwas Ähnliches will wohl LILLI LEHMANN ausdrücken, wenn sie über Kopf und Nacken und Rücken die Noten abbilden läßt, wo sie den Ton empfindet. Auch andere große Sänger geben an, sie hätten das Gefühl, als ob ein Zweiter hinter ihnen stehe und mitsänge. Beim Einsatz muß das Gehirn die Vorstellung des zu singenden Tones vorbereiten, damit sofort die Stimmbänder sich einstellen. Der Anfänger muß das lernen, sonst wird der Einsatz hauchig und hörbar, es fehlt dann das künstlerisch beherrschte Singen. MESCHAERT legte beim Unterricht darauf großes Gewicht. Auch die folgenden Intervalle müssen vorbereitet sein, um lückenlos zu klingen. Dann kommt es auch nicht vor, daß Töne aus unbekannter Tiefe geschleift werden. Es gehört dazu eine eiserne Konzentrierung und Selbstkontrolle. MESCHAERT lehrte, den Ton stets voraushören, denn wenn er da ist, ist es zu spät. Es muß auch das Ohr durch viele Übungen geschult werden und das Gehirn. Alles das muß zur Gewohnheit werden. MESCHAERT sagt weiter, die feinen Muskeln des Kehlkopfes sind im Anfang meist träge und verweichlicht, sie reagieren nur auf gröberen Antrieb und wollen durchaus nicht allen Stärkengraden gleichmäßig gehorsam sein, besonders im Piano nicht. Ehe diese Faulheit der Muskeln nicht völlig aufgehoben ist, so daß sie sich auf jeden noch so leisen Willensimpuls von selbst so exakt einstellen, wie die Pupille des Auges es tut beim Sehen in die Ferne wie in die Nähe, unserer Absicht gehorchend und doch uns selber unbewußt, eher ist eine absolute Sicherheit des Einsatzes nicht zu erreichen. Den Vergleich mit der Pupille gebrauchte MESCHAERT mit Vorliebe. Bei MESCHAERT stand der Ton sofort da, man hörte kein Vortönchen. Nicht die mindeste Intonationsschwankung läßt ihn auch nur momentan unsicher erscheinen. Absolute Weichheit des Ansatzes, vollendete Sicherheit in Konzentration des Tones ohne Forcieren. Durch eifriges Violinenspiel hatte er sein Ohr geübt. Seine natürliche Gesangsbegabung ermöglichte es, daß er damit und durch seinen auf ein höchstes Ziel eingestellten Fleiß sein eigener Gesanglehrer sein konnte. Durch eigene Beobachtungen fand er heraus, daß der Schüler den guten, weichen Einsatz lernte, wenn er den Vokal i im Piano benutzte, daß beim i die Gefahr der wilden Luft am geringsten ist, daß beim i der Druck der Zungenwurzel auf den Kehlkopf unmöglich ist. Wir haben ja früher schon erwähnt, daß auch VOGEL wußte, daß die Stimmleistung um mehrere Töne sich erweitert, wenn er mehr auf o statt auf a singen ließ. Und auch STERN hat gesagt, daß man Teile von i mitbenutzen müsse, um ein gutes u zu singen. Ein ernster, fleißiger Sänger findet eben durch Selbstbeobachtung und Nachdenken vieles heraus, was ihm selbst zur Erreichung seines Zieles hilft und auch für diesen oder jenen Schüler eine Hilfe ist. Wer zufrieden ist, ist kein Künstler, sagt MESCHAERT. Er hat sich auch lebhaft mit den wissenschaftlichen physiologischen Tatsachen beschäftigt, aber Fräulein MARTIENSSEN meint, daß ihm das in seinem Entwicklungsgang wohl kaum von irgendeinem praktischen Nutzen gewesen sein kann. Aber er fühlte bei seinen Schülern immer wieder, ob der Unterkiefer locker und die Zunge völlig frei von Spannung sei. Wie beim Klavierspiel der Arm frei schwingen muß, die Finger gespannt, soll bei der Stimme die völlig lockere Haltung des gesamten Ansatzrohres der äußerst scharfen, exakten Spannungsfähigkeit der Stimmbänder gegenüberstehen. Jeder Versuch, dem Ton durch Muskelspannung nachzuhelfen, führt zur Versteifung, und alle Methoden, auf diesem Wege weiterzukommen, wie es leider Gesanglehrer lehren, führen zu Mißerfolgen. Aber jeder Lehrer weiß, wie schwer es Anfängern wird, diese Passivität zu lernen und die Töne sich ihren Weg suchen zu lassen. Ähnlich ist es beim Erlernen des Reitens, des Fechtens usw. Man darf beim Singen nichts tun, es muß alles kommen, sagt MESCHAERT. Wenn man dem Schüler Tätigkeit des weichen Gaumens, des Zäpfchens, Tief- und Hochstellung des Kehlkopfes bewußt vorschreibt, so kommt es zu Unfreiheit und Unnatürlichkeit und Unmöglichkeit, das Organ leicht und locker zu gebrauchen. Die Kopfstimme hat MESCHAERT beim Unterricht besonders gepflegt. Alles mit Kopfstimme, war besonders im Anfang des Unterrichts seine Mahnung. MESCHAERT war ein Schüler von STOCKHAUSEN. Er hatte auch die wundervolle Gabe, Humor zu besitzen, und sang, wenn er holländisch sang, alte lustige Lieder. Was seine Leistungsfähigkeit anlangt, beweist, daß er einmal, als in der Matthäus-Passion ein Sänger absagte, er allein die beiden Rollen des Christus und des Evangelisten, also eines hohen Tenors und eines Baritons, gleichzeitig sang und immer darauf aufmerksam machte, daß die meisten Sänger zu kurze Zeit auf ihre Ausbildung verwendeten.

16. Behandlung des Rachenkatarrhs.

Bei Katarrhen des Rachens selbst wird man Gurgelwässer verordnen oder Tabletten, adstringierende bei akuten Katarrhen, mehr ölige oder glycerinhaltige (Jod-Glycerin) bei chronischen Katarrhen. Wer die Wirkung der Gurgelwässer gering einschätzt oder sie für schädlich hält, kann einfach Tee, Kamillentee, verordnen. BLUMENFELD hat ein öliges Gurgelwasser herstellen lassen, ein Gemisch gesättigter Kohlenwasserstoffe, das unvermischt mehrmals am Tage gegurgelt wird, unter dem Namen Presidol, und hält dasselbe für das schonendste Gurgelmittel. Aber die Patienten, denen ich es auf BLUMENFELDS Empfehlung verordnete, lehnten dies Mittel ab. Auch bei Selbstversuchen konnte ich mich für das Mittel nicht begeistern.

Wasserstoffsuperoxyd war eine Zeitlang das gebräuchlichste Gurgelwasser. Fast jeder Patient antwortete auf die Frage, was er bisher angewendet: Ich habe mit Wasserstoffsuperoxyd gegurgelt. Wasserstoffsuperoxyd löst namentlich die schleimig-eitrigen Beläge auf der Schleimhaut, aber bei einfachem Katarrh mit akuter Reizung ohne Eiterung schadet es eher als daß es nützt, so daß ich es selten verordne.

17. Lesefrüchte.

Ich habe von der Unzahl von Büchern über Gesangskunst eine Anzahl ausgewählt und gelesen. Ein Teil dient nur der eigenen Empfehlung, so daß man nicht lange dabei verweilt. Für den Halsarzt wichtiger sind die von bekannten ernsten Künstlern und Phonetikern, NADOLECZNY, BERGER, Königsberg, H. STERN, Wien, verfaßten. Bücher und Schriften, aus denen ich mir als Lesefrüchte das notiert habe, was uns Fingerzeige für die Diagnose und Behandlung kranker Sängerstimmen geben kann.

STERN: Unter Stimmansatz versteht man den Anschlag der Stimme am harten Gaumen, Ausnützung der bestmöglichsten Resonanz, daher auch Stimmanschlag genannt. Diese Stelle ist am harten Gaumen, knapp oberhalb der mittleren Zahnreihe, wo sich die Stimme bei Bildung der Konsonanten m und l anlegt. Etwas verfeinert wird aus der Fistelstimme das Falsett. Feinste Randzonenteile der Stimmbänder zerlegen den Luftstrom in diskontinuierliche Luftströme und bringen so die Luft zum Tönen. Auch die beste Erklärung hilft da nichts; richtig vormachen, richtig zeigen und richtig nachmachen und nachsingen, das sind die Mittel. Bei der Bruststimme ist der ganze Musculus vocalis beteiligt, der Muskel ist dann dick, die Ränder gerundet. Es schwingen dann auch die unterhalb der Stimmbänder gelegenen Lufträume mit und auch deren Wandungen. So entsteht das charakteristische Klanggepräge der Brustresonanz. Weil der ganze Muskel mitschwingt, nennt ihn STERN Vollton.

VOGEL, der selbst in Berlin Mitglied des Domchores war, empfiehlt sehr die Pflege des Kirchengesangs, der die Stimme verschönere und veredle. In jeder Kirche sammelt ja auch im kleinsten deutschen Dorf der Orgelspieler die besten jugendlichen Stimmen, und da bildet sich manches Talent in bester Schule aus. Aber die Gefahr des Überschreiens muß immer abgewehrt werden.

MACKENZIE sagt über *Stimmprüfung:* Die eigentliche Natur einer Stimme muß bei Beginn des Unterrichts genau bestimmt werden. Das Ohr ist der beste Führer. Eine Stimme wird in den Lagen, in denen zu singen ihr am leichtesten fällt, auch das Beste leisten. Die am bequemsten liegenden Noten sind die, welche die Mittellage der natürlichen Stimmlagen geben. Eine gute Höhe ist ein unzuverlässiges

Maß. Kräftiger Klang und völlige Reinheit charakterisieren die gutliegenden Töne. Andere, mit gutem musikalischem Gehör, können das am besten beurteilen.

Professor BERGER, Königsberg, sagt: Organische Reizzustände und funktionelle Stimmstörungen sind ätiologisch schwer abzugrenzen. Viele der eigentlichen funktionellen Stimmstörungen werden oft als chronische Laryngitis aufgefaßt. Die vorliegenden organischen Veränderungen können jedoch sekundär infolge falschen Gebrauchs entstanden sein. Die Ätiologie ist also hauptsächlich aus Anamnese und Funktionsprüfung zu erschließen, nicht aus dem Spiegelbefund. Parästhesien, Gelegenheitsräuspern werden als Erkältungen gedeutet, unphysiologischer Stimmklang als Heiserkeit. An einem kritischen Überblick über die Formulierung des Begriffs Phonasthenie wird gezeigt, daß keiner der Autoren eine genaue Definition bringen kann, daß es sich vielmehr um einen Sammelbegriff handelt, und daß es vor allem fließende Übergänge zu zahlreichen anderen Stimmstörungen gibt. Bisher glaubte man, viele scharf abgegrenzte Funktionsstörungen annehmen zu sollen. Oft hängt es von Nebensächlichkeiten ab.

Ohne Zweifel kommen solche Verwechslungen vor, aber es ist auffallend, daß die Phonetiker immer wieder auf solche Fehldiagnosen hinweisen, während ich auf Grund einer langjährigen Erfahrung sagen muß, daß man bei Stimmstörungen Neigungen zu Erkältungen, Gewohnheitsräuspern doch meist Schleimhautstellen findet, die verändert sind, gerötet oder trocken. Gewohnheitsräuspern ist eine Abwehräußerung, wenn an einer Stelle sich immer wieder Schleim bildet, der zum Räuspern reizt, und wenn man diese Stelle heilt, hört das Räuspern auf. Dazu gehört sorgfältige Untersuchung mit dem Kehlkopfspiegel, sorgfältige Rhinoskopie, anterior und posterior. Natürlich auch Funktionsprüfung. Wie jemand eine juckende Hautstelle immer wieder kratzt, bläst jemand mit verstopfter Nase immer wieder, sich Luft zu machen; ebenso räuspert man, wenn Schleim oder eine Borke reizt. Eine Borke in der Nase veranlaßt immer Schnüffeln, Verziehungen des Gesichts, Kopfbewegungen, förmliche Tics, wie man das oft auch in der Gesellschaft beobachten kann.

Professor BERGER in Königsberg sagt zu der Frage der doppelten Stimmlippen, sie seien ein Zeichen einer Degeneration des Stimmbandes. Ich kann dem nicht ganz beistimmen, denn die sog. doppelten Stimmlippen wurden uns in Wien von SCHRÖTTER schon vor 50 Jahren demonstriert. SCHRÖTTER sprach von einer physiologischen Spaltung der Stimmbänder. Bei dem eigentlichen Bau der Stimmbandmuskulatur kommt eine solche Spaltung relativ häufig vor und hat für die Funktion keine Bedeutung. BERGER sagt auch, dieselbe findet sich häufig bei Tieren, so beim Gorilla, bei der Katze und auch beim Schwein. CITELLI nennt diesen Zustand Sulcus vocalis. Wenn man sehr genau darauf achtet, findet man solche Faltenbildung in Andeutungen außerordentlich häufig. So sagt CITELLI, er habe sie in der Hälfte aller Untersuchten gefunden. BERGER fügt hinzu, daß er bei stumpfem Stimmbandwinkel sie häufiger sah als bei spitzem. Die Fälle, die BERGER und LAUTEN-SCHLÄGER mitteilen, hatten gerötete Stimmbänder. In einem Fall fand sich eine ausgeheilte Spitzentuberkulose. Bei der stroboskopischen Untersuchung fand BERGER, daß sich nur die oberen Stimmbandteile bewegten, aber nicht die unteren Abteilungen. Ich habe bei solchen Stimmlippen nie andere Veränderungen oder Entzündungen derselben gefunden.

Bei der Untersuchung der Stimmfunktionen verwendet BERGER vielfach den sog. LOMBARDschen Versuch. Wenn man mit zwei Lärmtrommeln das Gehör ausschaltet, wird bei organischen Erkrankungen die Stimmstörung verstärkt, während bei funktionellen Störungen eine sofortige Besserung eintritt. Während der Vertaubung steigt die Stimmstärke deutlich, die Tonstärke nur manchmal, und dann nur wenig. Sie bleibt immer innerhalb des Rahmens der normalen musikalischen Akzentschwankung beim Sprechen. NADOLECZNY meint, dieser Versuch sei bei organischen Veränderungen nicht zuverlässig.

Anhang.

Die Beschwerden der Sänger, Schauspieler und Redner.

Von GEORG VOGEL †, Gesanglehrer in Berlin[1].

Fast stets pflegen Sänger, welche über irgendwelche Unbotmäßigkeit der Stimme zu klagen haben, auch wenn gelegentlich nur ein einzelner Ton mißglückt, die Schuld auf einen „Katarrh" zu schieben, an dem sie angeblich leiden.

Nun ist zwar nicht einzusehen, warum gerade Sänger mehr an Katarrhen leiden sollten als der gewöhnliche Sterbliche. Wenn schon nicht geleugnet werden kann, daß ein Übermaß an Arbeitsleistung im berufsmäßigen Gebrauch des Organs beim Sänger, beim Sprecher und beim Rufer (Kommandeur) häufig genug vorliegt und ebenso wie der falsche Gebrauch einen dauernden Reizzustand hervorrufen kann, der schließlich zu der meines Wissens zuerst von FLATAU ausführlich behandelten Phonasthenie führt[2].

Immer aber wird ein „Katarrh" als Sündenbock vorgeschoben[3], und erst beim dauernden Versagen der Singstimme oder des Sprachorgans bequemt sich der Sänger oder Sprecher zu der Einsicht, daß er es nicht mehr mit einem einfachen Katarrh zu tun hat, sondern mit einer Funktionsstörung, die zu beseitigen oft genug Sache des Gesang- oder Sprachlehrers und nicht des Arztes ist.

Nicht als ob der Arzt hier auszuschalten wäre. Ich pflege mich stets mit dem Arzt in Verbindung zu setzen, wenn ich in solchem Falle zu Rate gezogen werde, und habe immer Nutzen davon gehabt. Davon später. Aber es ist unschwer einzusehen, daß der Arzt Krankheitsursachen nicht beseitigen kann, die in einem falschen Gebrauch liegen. Dazu gehört unter Umständen eine jahrelang dauernde Arbeit bei einem erfahrenen Lehrer.

Es erscheint ausgeschlossen, den hier vorliegenden Gegenstand einem Laien (und als solchen muß man den Halsarzt in Gesangssachen an-

---

[1] Mit Fußnoten von Professor NADOLECZNY, München.

[2] Die erste Arbeit stammt von LEWIN: Virchows Arch. **24** (1862).

[3] In Wirklichkeit handelt es sich um den Ermüdungskatarrh (IMHOFER) bzw. um Mißempfindungen (Parästhesien), die als Katarrh bezeichnet werden. Vgl. NADOLECZNY: Klin. Wschr. **1922**, Nr 22 (Stimmstörungen der Redner und Sänger); Münch. med. Wschr. **1927**, Nr 47 (Gewohnheitsräuspern); ebenda **1931**, Nr 1 (Chronische Heiserkeit).

sprechen[1]) völlig klarzumachen. Auch müßte, um die Sache erschöpfend darzubieten, vorher genau beschrieben werden, wie eine gesunde Stimme gerade in Hinsicht auf ihre langdauernde Arbeitsfähigkeit zu erziehen ist. Davon war hier natürlich abzusehen. Es sollen lediglich dem Arzte gewisse Anhaltspunkte gegeben werden, die ihm einen Einblick in diese Verhältnisse ermöglichen.

Wenn es richtig ist, daß der *berufsmäßige Gebrauch* der Stimme die besondere Empfindlichkeit verursacht[2], so kann hier außer anderen Schädlichkeiten nur eine zu häufige und zu starke Inanspruchnahme des Organs in Frage kommen, oder aber eine unrichtige Tätigkeit der einzelnen Teile des gesamten Stimmapparates, also quantitativer und qualitativer Mißbrauch, oder eine falsche Muskelkoordination.

Vom Kabarett- und Chantantsänger soll hier nicht geredet werden, denn diese Leute sind in der Regel reine Naturalisten[3], und es ist nur erstaunlich, daß sie überhaupt fähig sind, ihren Organen jahrelang Abend für Abend so gewaltsame Leistungen abzutrotzen. Sie verlieren meist nach kurzer Zeit die Schönheit der Stimme, halten aber oft genug merkwürdig lange aus gegenüber den Schädlichkeiten ihrer Berufsausübung, die ja in der Atmosphäre des Tabakqualms vor sich geht. Dafür dauert allerdings die Inanspruchnahme der Stimme jedesmal nur kurze Zeit. Da indes ein Aussetzen, etwa wegen Indisposition, immer mit erheblichen finanziellen Ausfällen begleitet ist, wird diesen Organen in der Regel gar keine Schonung gegönnt, und so kommt es, daß sie völlig verbraucht sind, ehe Hilfe in Anspruch genommen wird, und hier sind dann auch die Aussichten auf Heilung meines Erachtens ungünstiger als bei Opern- oder Konzertsängern. Indes habe ich mit Vertretern dieser Kunstgattung wenig Erfahrung, sie haben meist mit Kunstgesang nichts zu tun.

Aber die Schädigung der Stimme beginnt nicht erst mit der *Ausübung* des Sängerberufes. Schon während der *Vorbereitung* dazu wird vielfach[4] der Grund zu einem vorzeitigen Zusammenbruch gelegt. Ein richtiger Gebrauch der Stimme und eine eiserne Ausdauer werden meist vorausgesetzt, statt daß in sorgfältiger Erziehung der richtige Gebrauch gelehrt und so die möglichste Ausdauer angebahnt würde. Und statt daß auf eine lockere und lose Tongebung gehalten würde (die der Lehrer

---

[1] Heutzutage gibt es phonetisch gebildete Ärzte, die örtliche und Übungsbehandlung verbinden können, mit Zuhilfenahme der sog. Ausgleichsverfahren: der einstimmbaren, der Tonhöhe gleichgeschalteten Elektrisation und Vibration. Diese Halsärzte sind sogar gesangstechnisch und gesangsphysiologisch besser vorgebildet als mancher Gesanglehrer.

[2] Der richtige berufsmäßige Gebrauch verursacht keine besondere Empfindlichkeit, im Gegenteil wird eine gut geschulte Stimme widerstandsfähiger.

[3] Oder mißglückte, d. h. unzureichende oder verbildete Kunstsänger.

[4] Sogar viel häufiger in der Lehrzeit.

freilich müßte vormachen können!), wird auf die größte Kraftentfaltung und auf tunlichste Abkürzung der Lehrzeit gesehen. In Anbetracht dessen, daß sehr viele Kapellmeister sich der „völligen Ausbildung für Oper und Konzert befleißigen", Leute, die musikalisch auf der Höhe zu stehen pflegen, aber leider von Stimmen oft genug nichts weiter wissen, als daß sie kräftig sein müssen, kann es nicht wundernehmen, daß schon in den Jahren der Ausbildung sehr viele schöne Materiale Einbuße erleiden. EPHRAIM, Breslau, erzählt, daß 80% der Besucher seiner Sprechstunde Gesangschüler und -schülerinnen sind.

So wird kaum in Abrede gestellt werden können, daß von seiten des „Gesangspädagogen" (das Wort „Gesanglehrer" scheint nicht mehr fein genug zu sein und aus der Mode zu kommen) arg gesündigt wird. An Widerspruch gegen diese Behauptung dürfte es nicht fehlen, denn es ist bekannt, daß ein jeder „Meister" eine ganz unfehlbare „Methode" hat, die „schnell fördernd" ist, alle Fehler rasch beseitigt und bei allen Menschen Stimme „hervorzaubert". („Eine jede Stimme ist auszubilden", lautet eines der modernen Schlagworte, denen man nicht genug widersprechen kann. Dem Verfasser liegt hier nichts ferner, als eine unfruchtbare Polemik; indes erscheint es nicht unwesentlich, diese recht ergiebig fließende Fehlerquelle zu erwähnen; eine einfache Frage, ob der Gesangunterricht in etwas anderem bestanden habe als im Partienstudium, ist immer zu empfehlen.)

Was die unfehlbaren Methoden anbelangt, so möchte ich behaupten, daß es eine *Methode* überhaupt nicht gibt. Es gibt nicht zwei Stimmen, die sich völlig gleichen; wie wollte man verschiedene Stimmen über einen Kamm scheren. Freilich geschieht das leider; es wird fleißig stunden- und aber stundenlang gebrüllt, „das macht die Stimme stark", vokalisch, möglichst auf a, dann ein paar Bände CONCONE oder BORDOGNI, dann so rasch wie möglich Opernpartien studiert. Durch einen Katarrh muß man sich „durchsingen"[1], damit keine Zeit verlorengeht, und — nebenbei — kein Stundenhonorar. Und mit verschwindenden Ausnahmen erwarten sie alle das Heil von der altitalienischen Methode, die nun freilich keiner so recht kennt, und sind der Meinung, das sei mit do re mi abgetan.

Demgegenüber und ohne in dieser Philippika weiter fortzufahren, möchte ich mein Bekenntnis dahin ablegen, daß Sprache und Gesang untrennbar sind, daß man die Stimmerziehung beginnt mit den Elementen der *Sprache*, in der man singen will, und zwar von Anfang an in möglichster Annäherung an den ihr eigentümlichen Lautstand.

Wie man es mit den Gesetzen der einfachen Logik glaubt vereinigen zu können, italienische Vorübungen heranzuziehen, wenn man deutsch singen lernen will,

---

[1] Die berüchtigte „Stimmkrise".

ist nicht so leicht zu verstehen. Wir haben da einen anderen Lautstand[1], andere des sprachegesetze, die nebenbei der Lehrer, soweit er Deutscher ist, in der Regel under mangelhaft beherrscht, und wundern uns dann, wenn nach langem heißem se mühen eine traurige Unverständlichkeit des gesungenen Textes zutage tritt. nder aber der Lehrer ist Italiener, dann kann man mit einiger Sicherheit annehmen, aß seine deutsche Aussprache auf schwachen Füßen steht. Das Resultat ist jedenfalls dasselbe.

Demgegenüber hat es schon seit Jahrhunderten deutsche Gesanglehrer gegeben (SCHNEUBER 1656, HEYNATZ 1771, KEMPTEN 1791, HÄSER 1815, WÖLTZEL 1815, MARX 1826, BRÜCKE 1849, 1856, NÄGELI 1864 u. a., vgl. HEINRICH), die mit Recht mißtrauisch waren gegen den Einfluß des Italienischen und mehr oder weniger vor allem eine *Tonbildung* forderten, und ferner: „daß man den Gesang mit der Eigentümlichkeit der deutschen Sprache in das richtige Verhältnis setze" (WAGNER). Das eine kann man jedenfalls feststellen, daß es trotz der unglaublichen Verschiedenheit der Ansichten über Stimmerziehung auch immer ernste Warner gegeben hat, die daran zweifelten, daß das Heil von Italien kommen könne.

Was uns not tut? Verständlichkeit des gesungenen Wortes und eine unseren Kehlen zusagende Tonbildung werden wir auf diese Weise schwerlich gewinnen. Über Tonbildung enthalten die alten italienischen Schulwerke meines Wissens gar nichts[2], die scheinen die alten Lehrer einfach vorausgesetzt zu haben; lediglich Vorschriften und Übungen für Geläufigkeit und geschmackvolle Verwendung des Gesangstones im italienischen Sinne. Anders die Gesangschulen deutscher Herkunft aus neuerer Zeit, in denen unsäglich viel über die Thema geschrieben wird, es fragt sich nur, ob von berufenen Federn. Gebessert ist allerdings bisher nichts, und wer, wie ich, noch die guten deutschen Sänger der jüngeren Vergangenheit gehört und mit ihnen gesungen hat (und hier könnte man eine große Anzahl von glänzenden Namen aufzählen), der wird sicherlich mit mir darin übereinstimmen, daß nicht unsere Sprache schuld sein kann, wenn wir in neuerer Zeit eine Verschlechterung zu beklagen haben, denn wir haben eine große Menge guter deutscher Sänger gehabt, die sich ihre Stimmen gesund und frisch erhalten haben bis ins Greisenalter. Und wenn wir schon das Märchen nicht ausrotten können, daß man sich mit dem Deutschsingen, mit WAGNER, die Stimmen verderbe (unser harter Stimmeinsatz ist ohne Zweifel stimmschädigend), so müssen wir uns eben um eine Art der Stimmerziehung bemühen, die möglichst alle die Schädigungen ausschaltet oder wenigstens mildert, welche unseren Sängern die Stimmen verderben.

Ich halte das für durchaus möglich, und im nachfolgenden soll der Versuch gemacht werden, einen Weg der Stimmerziehung anzugeben, der geeignet erscheint, gesunde Stimmen gesund zu erhalten und kranke gesund oder wenigstens wieder botmäßig zu machen. Natürlich wird das nicht immer erreicht werden können, und je länger die Störung

---

[1] Die Vokale sind durchaus andere als im Deutschen.
[2] Mit Ausnahme von TOSI.

besteht und der Sänger notgedrungen sein krankes Organ mißhandelt hat, desto trüber werden die Aussichten erscheinen. Aber escape nicht bestritten werden können, daß die Erlernung des richtigen Stime, gebrauches Krankheiten heilen kann, die ihre Ursachen in einer falschn Stimmechanik haben, daß also die richtige und, wohlverstandeı mäßige Arbeit auch ein Heilmittel darstellt, wenn nicht das vornehmste.

Denn von *Schweigekuren*, also von der Ruhe allein, habe ich noch nicht viel Nutzen erlebt, so sehr ich sie zeitweilig für angebracht halte, aber nur in Verbindung mit der nachfolgenden *Erziehung zur richtigen Arbeit.*

Diese Arbeit, genau abgemessen nach der Verfassung der Stimme, ist es hauptsächlich, die etwas Gewähr gibt für ein erfreuliches Wachsen und Gedeihen und für die so heiß ersehnte Ausdauer der gesunden, für die Genesung der kranken Stimme. Das ist wohl auch der Kern der MÜLLER-BRUNOWschen Lehre, die freilich meines Erachtens nur die Hälfte des Weges zeigt und auch nichts Neues bringt. Damit soll sein Verdienst nicht geschmälert werden; sicherlich ist ein Arbeiten in seinem Sinne das Beste, was man einer kranken Stimme anraten kann. Er ist auch durch sein eigenes Stimmunglück dazu gekommen, den von ihm beschriebenen Weg der Stimmerziehung einzuschlagen, wenn er auch nicht viel über LUISE RESS hinausgekommen ist, von der er ja nach seiner eigenen Angabe die Anregung erhielt. Ich bin aber überzeugt, daß er schließlich, wenn ihm die Zeit vergönnt worden wäre, sich weiter und weiter dem Ziele genähert hätte, die Stimme zu voller Bühnenreife zu erziehen. Aber für richtig und für höchst beachtenswert halte ich seine Ausführungen, trotz seines geringen schriftstellerischen Geschickes und seiner naiven Darstellung. Jedenfalls möchte ich sein kleines Büchlein der Aufmerksamkeit aller der Kreise empfehlen, die Sinn für die Besserung unserer Gesangskultur haben, also auch den Halsärzten.

Und wenn ich das tue, spreche ich damit deutlich aus, daß ich eine gewisse Urteilsfähigkeit über die Gesangsmechanik auch dem Halsarzte dringend wünsche und ihre Erwerbung für möglich halte, auch ohne daß er selbst Sänger ist[1].

Die *Schädigungen der Singstimme* entstehen nach meinem Dafürhalten aus den verschiedensten Ursachen, die vielfach zusammenhängen und von denen ich die häufigsten im Laufe meiner Darstellung aufzählen will.

Zunächst beginne ich, nachdem von seiten des Arztes das Nötige geschehen ist, ich mich auch von ihm habe unterrichten lassen, in der Regel mit der Art der *Atmung.* Ich bin weit entfernt, nach Art KOFLERS

---

[1] Das ist heute erreicht, wenn auch noch nicht Allgemeingut der Halsärzte, soweit sie einigermaßen musikalisch sind.

und seiner Nachfolger alles Heil von ihr allein zu erwarten, aber ebensowenig halte ich sie für eine nebensächliche Tätigkeit bei der Stimmerziehung. Die Stimme ist mir nicht lediglich „Luftfunktion", und
die übertrieben tiefe Einatmung scheint mir nicht richtig. Wenn
gelehrt wird, man müsse sich „zum Zerplatzen" mit Luft vollpumpen,
so mache ich hier ein großes Fragezeichen und neige mich EPHRAIMS
Ansicht zu (Hygiene des Gesanges), daß das nicht nötig ist; daß wir
vielmehr lernen sollen, schnell und unmerklich eine *genügende* Luftmenge aufzunehmen, auf deren *sparsame Verwendung* alles ankommt.
Da ich wiederholt Grund hatte, in der übertriebenen Einatmung die
Ursache eines gewaltsamen und schädigenden Stimmeinsatzes zu erkennen, lehre ich meine Schüler geradezu, das Zwerchfell sei nur ein
Hilfsmuskel für die Einatmung, der zwar keineswegs gering geachtet
werden dürfe; aber die Hauptaufmerksamkeit lenke ich auf das Anziehen
der Flanken bei ruhiger Haltung der Brust und der Schultern. Der
Leib geht natürlich bei der Kontraktion des Zwerchfelles heraus und
wird nicht etwa sofort wieder gewaltsam eingezogen — diese wunder-
liche Vorschrift ist in vielen Schulen zu finden —, sondern er sinkt
ganz allmählich mit dem Entspannen des Zwerchfelles ein. Er wird
aber so lange als möglich vorgewölbt erhalten. Ja, ich suche sogar
die Vorstellung zu erwecken, als ob ein kräftiges Vorwölben der Bauchdecken nützlich sei für die Verstärkung des Tones. Jedenfalls lenkt
das die Aufmerksamkeit vom Halse ab und bahnt sparsamen Luftverbrauch an. Das kräftige Anblasen der Stimmbänder ist ja das
hauptsächlichste Mittel der Tonverstärkung, es wird aber gern übertrieben und ist gefährlich, verursacht Intonationsschwankungen und
Tremolo. Ich pflege hier zu warnen und lehre als Hauptmittel der Verstärkung die günstigste Einstellung des Ansatzrohres und verweise erst
nach längerer Zeit auf das stärkere Anblasen als auf die Ultima ratio.

Wir wissen, daß die Atmung als unwillkürlicher Lebensvorgang,
wenn sie gänzlich unbeeinflußt ist, wie beim Schlafen, hauptsächlich
auf der Tätigkeit des Zwerchfells beruht. Freilich haben wir im Zwerchfell keine Empfindung[1] und hier findet eine direkte Beeinflussung
durch den Willen nicht statt; eine bescheidene Mitarbeit der Brust
bleibt aber auch hier immer bemerkbar. Wir atmen so ganz langsam
ein, ziemlich rasch aus und machen dann eine lange Pause[2]. Umgekehrt
bei der Sprach- und Singatmung, die ein sehr rasches Lufteinsaugen,
aber eine überaus langsame Ausatmung aufweist, mit einer Pause
zwischen Ein- und Ausatmen; dagegen ist hierbei fast ausschließlich

---

[1] Seine Bewegungen sind nur auf dem Röntgenschirm wahrnehmbar.

[2] Dieser Satz ist falsch. Die durch Beobachtung nicht beeinflußte Ruheatmung verläuft in fast gleichmäßig langsamen Ein- und Ausatmungszügen mit
geringer oder gar keiner Pause.

die Brusttätigkeit vorhanden, die ja unserem Willen direkt zugängig erscheint. Wenn wir es erlernen, diese Atmungsweise durch die Mitarbeit des Zwerchfells ausgiebiger zu gestalten[1], so nähern wir uns wohl ohne Zweifel einer Atmung, wie sie für einen Sänger als Kunstideal gelten muß.

Von der Nasenatmung habe ich immer großen Nutzen verspürt, durchführbar ist sie freilich nur bei gut durchlässiger Nase. Zu enge Nasenhöhlen und anklappende Nasenflügel sind Hindernisse, die man nicht immer wird beseitigen können und betreffs deren natürlich der Arzt das Wort hat. Die Vorteile dieser Atmung sind erhebliche: zwanglose Vertiefung der Einatmung, Vorwärmung und Durchfeuchtung der Einatmungsluft, Reinigung derselben von Staub. Diese drei letzten Punkte[2] sind bei erkrankten Organen vielleicht doppelt hoch anzuschlagen.

Natürlich wird ein gelegentlicher kurzer Hilfsatem durch den Mund nicht immer zu vermeiden sein, wird auch wohl unbedenklich genommen werden können, denn die meisten Sänger atmen ausschließlich durch den Mund, ohne deshalb Schaden zu nehmen. Ich möchte gegenüber fanatischen Anhängern der ausschließlichen Nasenatmung noch erwähnen, daß nach GUTZMANN beim Sprechen und Singen die Mundatmung als Regel zu gelten hat. Ich habe, obwohl seit 30 Jahren von den Vorteilen der Nasenatmung überzeugt, sie trotz vieler Bemühung noch keinem Schüler völlig anerziehen können, und das wird wohl seine Gründe haben. Sind diese erkennbar, etwa in zu engen Nasenhöhlen, so hat natürlich der Arzt zu entscheiden. Indes habe ich von Eingriffen hier öfters Schaden erlebt derart, daß die Höhe sich verschlechterte, daß ein vorher guter Ton hohl, ordinär und lautlos wurde. Wenn die Behinderung nicht sehr erheblich ist, halte ich die ausschließliche Mundatmung für das geringere Übel[3].

Also ruhig durch die Nase und gleichzeitig auch durch den Mund einatmen, nur die Schultern nicht heben, den Brustkasten nicht krampfhaft aufblasen; die Flanken ausgiebig aufziehen, Leib herausnehmen und nur ganz allmählich einsinken lassen. Das ist wohl alles, was über die Atmung zu sagen ist. Es empfiehlt sich, die ersten Übungen liegend zu machen, eine Hand auf der Brust, die andere auf dem Leib, aber

---

[1] Selbstverständlich wird auch die Zwerchfelltätigkeit dabei von selbst ausgiebiger. Eine entsprechende Mitarbeit der Bauchmuskulatur bewirkt das. Also Brust- *und* Bauchatmung!

[2] Namentlich die Anfeuchtung!

[3] Die Frage Nasen- oder Mundatmung ist heutzutage physiologisch entschieden: Für die Ruheatmung: nur Nasenatmung; für die Sprech- und Singatmung: Einatmung durch Mund *und* (unbewußt) Nase zusammen! Weil durch Mund + Nase, d. h. durch zwei Öffnungen, die größte Luftmenge rasch eingeatmet werden kann. Eine den physiologischen Verhältnissen Rechnung tragende operative Behandlung stiftet keinen Schaden.

nicht zu lange mit bloßen Atemübungen aufhalten, sondern Atmung in Verbindung mit Tonerzeugung möglichst rasch in Angriff nehmen.

Ganz nebenbei bemerke ich, daß ich allein durch Vermeidung der *übertriebenen Brustatmung* und durch Verlangsamung der Ausatmung eine vorteilhafte Einwirkung auf ein bestehendes *Tremolo* bemerkte. In mehreren Fällen entstand dies Tremolo durch eine zitternde oder flatternde Bewegung des ganzen Kehlkopfes, der Ansatz- und der Atmungsmuskulatur. In einem einzigen Fall lag ein Zittern des Unterkiefers vor, das nicht beseitigt, nicht einmal gebessert wurde. Freilich war die zur Verfügung stehende Zeit kurz. Aber auch, wenn die Ursachen dieses Tremolos mir nicht ergründbar waren, wurde durch sparsamen Luftverbrauch Besserung bewirkt. Ich vermute, daß eine sog. „Entlastung der Stimmbänder" eintrat und Abhilfe schaffte[1].

Im Anschluß hieran möchte ich der Überzeugung Ausdruck geben, daß das vielfach auch von Kunstsängern geübte *Singesprechen* oder *Sprechsingen* von Übel ist. Vielfach wird gelehrt, Singen ist potenziertes Sprechen. Und kein Geringerer wird hier als Gewährsmann angeführt als GUTZMANN. Ich habe deshalb bei GUTZMANN angefragt und erhielt zu meiner Freude einen Bescheid, der klar ersehen ließ, daß er hier ohne Berechtigung in Anspruch genommen wird. Ohne mich des breiteren in eine Erörterung dieser Frage einlassen zu wollen, denn das würde den Rahmen dieser Ausführungen weit überschreiten, nur so viel, daß beim Singen durch die Art des Einsetzens und Ablassens der Klänge, durch die Tonhöhe, durch die geforderte Dauer der Töne eine so große Verschiedenheit gegenüber dem Sprechen vorliegt, daß man nicht gut von nur einer Tätigkeit reden kann, nämlich das eine Mal vom Sprechen und das andere Mal vom potenzierten Sprechen.

Es wäre ja dann auch die Erscheinung gar nicht zu verstehen, daß bei jahrelangem völligem Versagen der Singstimme das Sprachorgan tadellos funktionieren kann, eine Beobachtung, die ich an mir selbst habe machen können. Meine Gesangstimme war fast verloren, die Höhe ganz und gar weg, die Mittellage intonierte erheblich zu tief, die Tiefe war rauh und klanglos. Das Sprachorgan aber gehorchte auch bei großen Anforderungen tadellos und durchaus klangschön.

Es wäre ja auch kaum zu begreifen, wie jemand beim Singen stark tremolierte, beim Sprechen aber einen ganz ruhigen Ton erzeugte. Wir hören beim Vortrage der Rabbiner und ebenso beim gefühlvollen Vortrag mancher Schauspieler auch beim Sprechen ein gewohntes starkes Tremolo, also liegt die Möglichkeit vor, hier ebenso zu zittern

---

[1] Beim Tremolieren handelt es sich um rhythmische Innervationsstörungen der Atmungs-, Kehlkopf- und Artikulationsmuskulatur, die sich bis auf die Nasenflügel erstrecken können, in Form von vier bis acht Stößen in der Sekunde. Tonhöhe und Tonstärke schwanken ungleichmäßig.

wie beim Singen. Ohne dem berufenen Fachmanne vorgreifen zu wollen, halte ich dafür, daß die viel feinere Arbeit des Singens und die gröbere des Sprechens eine verwandte, aber keineswegs dieselbe, nur gradweise gesteigerte Arbeit des Phonationsapparates darstellt. Wenn wir nun die Sprechmechanik auf den Gesang übertragen wollen, so werden wir ohne Zweifel um vieles leichter eine große Verständlichkeit erzielen (wie beim Vortrage eines Couplets bei Possenkomikern oder bei Chantantsängern zu beobachten ist), aber ebenso werden wir uns von dem Ideal des Belkantogesanges entfernen, das uns doch immer noch vorschwebt und dem möglichst nahezukommen auch bei WAGNER wohl das Hauptbemühen bleiben wird[1].

Trat mit dem Erscheinen des WAGNERschen Kunstwerkes an unsere Sänger die Nötigung nach möglichster Verständlichkeit des Textes heran, so ist begreiflich, daß für unsere deutschen Sänger die Unzulänglichkeit der sog. altitalienischen Unterrichtsmethode sich dann zeigen mußte, als die Anforderungen der alten Oper durch diese eine neue Notwendigkeit vermehrt wurden, ohne daß man den Gesang mit der Eigentümlichkeit der deutschen Sprache in Einklang brachte. So entstand das Märchen, daß man sich mit WAGNER die Stimme verderbe. Das ist natürlich nicht zutreffend. Wenn jemand singen kann, verdirbt er sich auch mit WAGNER die Stimme nicht. Leider kann aber ein stimmbegabter Mensch mit WAGNER Erfolge erringen, der keine Ahnung von Stimmbehandlung hat. Natürlich ist dann WAGNER schuld (nämlich wenn er nicht durchhält).

Indes haben wir in der Tat, soweit es sich um die Art handelt, in der Bayreuth die Frage zu lösen versucht, neben dem starken Luftverbrauch eine zweite Fehlerquelle, die hervorgeht aus dem Irrtum vom potenzierten Sprechen. Kurz ausgedrückt: die Ursache der Stimmerkrankung liegt oft in dem *übertriebenen Aussprechen*. Gewiß ist das Bestreben nach Verständlichkeit ein durchaus gerechtfertigtes und

---

[1] Vgl. C. STUMPF: Singen und Sprechen. Z. Psychol. **94** (1923). „Sprache und Gesang sind in phänomenal-akustischer Hinsicht nur gradweise verschieden. — Der einschneidende Gradunterschied beruht hauptsächlich darauf, daß die Sprache in vielfältigster Weise und in großem Umfang stetige Tonveränderungen benützt, der Gesang dagegen, wie die Musik überhaupt, prinzipiell nur diskrete Tonstufen, während stetige Übergänge hier nur als Vortragsmodifikationen in Anwendung kommen, die in der entwickelten Kunst das deutliche Hervorheben der festen Tonstufen in keiner Weise beeinträchtigen dürfen. — Mit diesen primären Unterschieden hängen weitere, der größere Anteil an Geräuschen, die geringere Deutlichkeit der Tonhöhen bei unakzentuierten Silben, die größere Freiheit des zeitlichen Verlaufs in der gewöhnlichen Sprache, zusammen." — *Derselbe:* Anfänge der Musik. S. 19. Leipzig 1911. „Das für manche Menschen gewohnheitsgemäße, in gewissen Gegenden auch landesübliche, singende Sprechen ist gerade darum unschön, weil es sich den festen Intervallen der Musik nähert und dadurch den Vorzug der Sprache aufgibt, ohne den der Musik zu gewinnen."

lobenswertes. Nur müssen wir uns darüber klarwerden, daß eine absolute Verständlichkeit überhaupt nicht zu erreichen ist wegen der Größe unserer Opernhäuser, wegen der starken Instrumentation und der Wucht des Orchesters. Hier durch die übertriebene Aussprache der *Konsonanten* den Zweck erreichen zu wollen, ist unrichtig, einesteils weil dadurch der Gesang zerrissen wird (der alte Belkantosänger sprach recht schlecht aus), andererseits, weil der Konsonant (Geräusche sind unregelmäßige Schwingungen) und der Vokal (regelmäßige Schwingungen), wenn sie übermäßig scharf gebildet werden, sich gegenseitig beeinträchtigen.

Neben der übertrieben scharfen Aussprache der Konsonanten kann man ebenso die *Vokale* übertreiben, namentlich das a. Das offene a möchte ich als einen ausschließlich der Sprache und nicht dem Gesange angehörigen Laut bezeichnen. Beim Sprechen ist es stets kurz (Blatt, Hand, kann usw.), wird es aber lang komponiert, namentlich auf einen hohen Ton der gedeckten Lage, so wird es unmöglich, ihn zu singen. Vergleiche SCHUBERT, Prometheus: „Dein nicht zu achten!" Ebenso schlimm sieht es mit der Tiefe aus; wie gemein quetscht der Dutzendbaß sein: „ins beßre Land" heraus (Zauberflöte). Hier ist sowohl in der Höhe wie in der Tiefe das geschlossene a zu verwenden, das erst im letzten Augenblick nach dem offenen Laut abgelöst wird. Man kann vielleicht den Satz aufstellen: der Sänger habe nicht den Laut zu singen, den er beim Sprechen verwendet, sondern einen Laut, den der Hörer als den gewohnten empfindet. Es leuchtet wohl ohne weiteres ein, daß das Hinzutreten des musikalischen Klanges zu dem an sich unmusikalischen Sprachlaut eine gewisse Veränderung herbeiführen muß, daß der Sänger also notwendig einen anderen Laut singen muß als er spricht. Auch ändert sich derselbe Laut in den verschiedenen Tonhöhen[1]. Kann der Sänger es erreichen, daß der Hörer davon nichts merkt, so hat er sicherlich das mögliche erreicht.

Ferner schleichen sich beim übertrieben scharfen Aussprechen Nebenlaute ein, die unsere Aussprache von dem Gewohnten entfernen; wenn das Publikum aber eine Aussprache hört, die seiner Gewohnheit des Hörens nicht vertraut ist, so ist die Verständlichkeit erschwert. Der Sänger aber will verstanden sein und singt unwillkürlich lauter, um seinen Zweck doch zu erreichen. Wir haben also hier eine doppelte Schädigung, und deshalb gehört die Erörterung dieses Punktes sehr wohl in das Kapitel von den sog. „Katarrhen", ganz abgesehen davon, daß der starke Luftverbrauch bei den übertriebenen stimmlosen Konsonanten eben nicht zu dem stimmschonenden Gebrauch führt. Aber wir begünstigen dadurch auch den *harten Stimmeinsatz*, der unserer deutschen Sprache nun einmal eigentümlich ist und nicht ohne weiteres

---

[1] Wegen der Zahl und der Stärke der Obertöne.

beseitigt werden kann, wenn wir nicht das Markige unserer Sprache beeinträchtigen wollen. Aber mildern können wir ihn beim Singen sehr wohl, wir räumen damit eine entschiedene Gefahr aus dem Wege. Der Italiener übt das Staccato, um die bei seinem immer gleichmäßig anlautenden allmählichen Toneinsatz drohende Klippe der Eintönigkeit und des Schmierens, des immerwährenden Heraufziehens tieferer Töne auf höhere, und umgekehrt, zu vermeiden. Wir machen das gedankenlos nach, wenn auch wir das Staccato regelmäßig üben, und vermehren da unseren ohnehin gefährlich harten Stimmeinsatz bis zur Schädlichkeit.

Dieses *Heraufschmieren eines tieferen Tones auf einen höheren* (sobald es übrigens in künstlerischer Absicht geschieht und nicht als leidige Angewohnheit, dürfte natürlich nichts dagegen einzuwenden sein) ist deshalb so gefährlich, weil es dazu verleitet, die tiefere „schwerere Mechanik" nach der Höhe zu übertragen. Die Bindung von unten nach oben muß vielmehr in einem möglichst leichten lockeren Ton bewirkt werden, der die Mechanik der Höhe bereits in der Mittellage eintreten läßt. Wenn dieser Grundsatz nicht bewirkt wird, muß die Höhe schwer und angestrengt werden. Die üblen Folgen einer solchen Gesangsweise zeigen sich in der Regel dem kundigen Ohre ziemlich früh an mit dem Überschreiten der eigentlichen Jugendjahre.

Aber auch beim Sprechen soll der harte Stimmeinsatz (Glottisschlag) gemildert werden. Es ist erstaunlich, wie manche Sänger beim Kannegießern in der Kneipe spät in der Nacht, nach einer anstrengenden Leistung, bei Bier und Tabak sich an ihren Stimmen versündigen, statt ihnen Ruhe zu gönnen. Nun halten ja gesunde Stimmen in der Regel viel aus, aber auch da kann Vorsicht nicht schaden. Kranken Organen aber müssen solche Scherze unbedingt erspart bleiben. Statt des Aufenthaltes in der raucherfüllten Kneipe eine reine Atmosphäre und Ruhe.

Ich habe bereits verschiedene Schädlichkeiten erwähnt. Es sei noch der verweichlichenden hohen Wäschekragen gedacht, und nun kommen wir zu dem Anfange unserer *Übungen*. Es leuchtet wohl ohne weiteres ein, daß eine angegriffene Stimme durch dasselbe Mittel wieder gesund gemacht wird, durch das man eine gesunde überhaupt erzieht: durch die Erlernung des *richtigen Gebrauchs*. Nur muß man hier unendlich vorsichtig sein, die leichtesten Übungen immer durch kurze Pausen unterbrechen, während deren nur der Lehrer spricht (er hat meist genug zu erklären), der Schüler aber *ruht*, womöglich auch *sitzt*, denn das immerwährende Stehen ermüdet auch.

Nachdem der Lehrer die Stellung verbessert hat — frei getragene Brust, mäßig erhobener Kopf sind wesentlich —, wird ruhig und tief eingeatmet. Man kann auch darauf achten, daß das Standbein gut durchgedrückt wird. Das hängt zwar mit dem Singen nicht direkt

zusammen, kann aber bei der Gelegenheit gleich mit gelernt werden —
„gut dagestanden ist halb gespielt“ — und wird immerhin nützlich
wirken, denn jede Ablenkung der Gedanken vom Kehlkopf ist vorteilhaft.

Dann empfehle ich dringend, *die Lippen vorzuwölben*. Ich habe
davon immer einen großen Nutzen verspürt und war sehr erfreut, als
ich bei FLATAU und GUTZMANN diese Stellung warm verteidigt sah.
Man kann einen jeden Vokal damit deutlich und charakteristisch
singen, wenn man die Stellung nur erst erlernt hat.

Freilich sind wir gewohnt, von u über o—a—e—i die ursprüngliche
Lippenformung immer breiter zu gestalten und die ursprünglich vorgewölbten Lippen immer mehr an die Zähne anzulegen, und viele
Schauspieler erreichen durch starke Veränderung der Lippenstellung
in der Tat eine große Verständlichkeit. Indes erfordert der Gesang eben
wegen der Tonformung eine mehr gleichmäßige Einstellung der Lippen.
Wir haben es hier eben nicht nur mit der Sprache zu tun, sondern auch
mit dem Tone, und für den ist die Formung des Schallbechers doch
recht wesentlich. Nun wird von Sängern die Notwendigkeit des Vor-
wölbens der Lippen häufig genug bestritten, und sicherlich geht es auch
so. Die Macht der Gewohnheit beeinflußt wohl hier das Urteil. Das
Anlegen der Lippen an die Zähne muß notwendig dämpfend wirken.

Man hat nur davon Abstand zu nehmen, etwa die höchsten Töne
so erreichen zu wollen. Außer von Fräulein DESTINN habe ich die
Höhe noch nie mit stark vorgewölbten Lippen nehmen hören, von
der allerdings ideal. Indes haben wir die Höhe nicht von Anfang an
zu üben, die wird zunächst, ebenso wie die Tiefe, in Ruhe gelassen.
Wir lernen den richtigen Ansatz in der bequemsten Mittellage mit
einem leisen bis halbstarken Ton und lassen Höhe und Tiefe vorläufig
ganz außer Betracht; es wäre ja auch widersinnig, wollten wir extreme
Töne dem angegriffenen Organ abtrotzen. Nun kann sich ja eine
Stimmerkrankung auch verraten durch Unbotmäßigkeit der Mittellage,
während die Höhe anscheinend noch intakt ist[1]. Dann muß man eben
mit der Mechanik der Höhe und notwendig schwach diese Lage üben,
jedenfalls aber soll man möglichst dem Grundsatz treu bleiben, Töne,
die nicht gutwillig kommen, nicht zu erzwingen, wir würden ja sonst
das Falsche üben. Vielmehr nehmen wir unsere Töne vor, soweit sie
noch gehorchen und also anscheinend gesund sind, und versuchen sie
immer leichter und lockerer zu gestalten und auf diese Weise unser
Gefühl für den richtigen Ansatz zu stärken. Erst wenn wir darin etwas
sicherer sind, wagen wir uns mit der äußersten Vorsicht an die schlechten
Töne und werden vielleicht schon nach ein paar Wochen Besserung
im Piano bemerken. Es ist in der Regel anzuraten, die Töne nur in
der Mittellage und dann in der Tiefe, etwa nur einen Stärkegrad, zu

---

[1] Das ist namentlich oft im Beginn der Stimmschwäche der Fall!

nehmen, der kommt, wenn wir nicht mit dem Bestreben nach Kraft singen. Ich pflege zu sagen: was von selbst kommt; also auch nicht das äußerste Säuselpiano, aber mit der „Mechanik der Höhe".

In der Regel liegen die stärksten Töne oben, werden aber vom Naturalisten meist mit Gewalt und übermäßiger Spannung erzeugt. So wie sie ja genommen werden sollen, schnappen sie in der Regel in die unmännliche Fistel, also in die reinen Randschwingungen um. Diese Tätigkeit ist bei Männerstimmen zu vermeiden und nur ganz ausnahmsweise künstlerisch verwendbar, sie meine ich hier nicht. Aber wir finden in der Mittellage ein Piano, was sich ohne jede Klangveränderung und also auch ohne den bekannten Kixer in das Forte überführen läßt. Es gelingt allmählich, diesen Ton ohne jede Spannung zu erzeugen, freilich zunächst nur in der bequemsten Lage. Ist das erreicht, so haben wir auch den freien Ansatz, wenn er zunächst auch nur für das Piano verwendbar ist. Er bildet den Ausgangspunkt für unsere Arbeit und wird in nicht allzu langer Frist auch für kräftigere Akzente zu brauchen sein. Ich habe die Erfahrung gemacht, daß Schüler, die eine gewisse Zeit sorgfältig die lose Tonerzeugung geübt haben, auch bei stärkerem Anblasen nicht mehr in den alten gespannten Ton zurückfielen. Dieser Ton kann dann, eben weil er entspannt ist, keine falschen Nebenklänge haben, denn die entstehen eben durch absichtlich stärkeres Spannen.

Nun gebe ich ohne weiteres zu, daß der Ausdruck „entspannter Ton" nicht sehr glücklich ist, streng genommen kann man einen durchaus entspannten Ton überhaupt nicht erzeugen. Man verstehe hier unter Spannen die einseitig übertriebene Arbeit eines Teiles unserer gesamten Stimmuskulatur, unter Einschluß der Muskeln des Ansatzrohres und des Atmungsapparates, die falsche Muskelkoordination[1]. Aber es wird kaum geschehen, daß das bei hochgezogenem Kehlkopf erscheinende Knödeln beim Nachlassen dieser Spannung sich zu dem hohlen Ton umbildet, der die übertrieben tiefe Kehlkopfstellung anzeigt. Diese Gefahr liegt durchaus nicht nahe.

An dieser Stelle möchte ich über die *Kehlkopfstellung* ein Wort verlieren. EPHRAIM spricht aus, wenn ich ihn recht verstehe, daß der „feste tiefe Kehlkopfstand als den Grundsätzen der Hygiene widersprechend eher abgelehnt" werden müsse, und bevorzugt die „freie lose" Stellung. Ja, er sagt direkt, allerdings von Naturalisten, daß mit zunehmender Höhe der Kehlkopf steige. Ich bin nun ein abgesagter Gegner der STOCKHAUSENschen Lehre vom absoluten Tiefstand der Kehle. Aber ich möchte die von FLATAU-GUTZMANN, E. BARTH, NADOLECZNY angeführte Beobachtung als für den Kunstgesang durchaus zutreffend bezeugen, daß der gutgebildete Kammersänger bei steigender

---

[1] Sog. Hyperkinesen.

Skala den Kehlkopf nicht hochzieht, sondern eher die Neigung hat, ihn sinken zu lassen.

Vielleicht finden wir einen Ausweg in der Beobachtung, daß sich wirkliche Kunstsänger ihr unleugbar großes Können aufgebaut haben auf einer naturalistischen Grundlage. Wer würde einem VOGL absprechen, daß er ein wirklicher Kunstsänger war, aber geknödelt hat er bis an sein Ende. Und EPHRAIM betont ausdrücklich, daß er nur über die Hygiene des Gesanges schreibt, und da hat er mit dem als unschädlich bezeichneten Hinaufsteigen des Kehlkopfes recht. Ich habe Knödler gekannt, die sich bis ins Greisenalter ihre Stimme frisch erhalten haben. Also stimmschädigend wird der Knödel nicht sein. Daß er im Kunstgesang kein Bürgerrecht haben darf, braucht nicht erst betont zu werden. Daß aber der erzwungen und gewaltsamen Tiefstellung des Kehlkopfes nicht das Wort geredet werden soll, möchte ich besonders erwähnen. Auch hier wird die goldene Mittelstraße einzuhalten sein.

Wenn wir nun in der bequemsten Lage einen freien, gefaßten, wenn auch schwachen Ton gewonnen haben, müssen wir diese *Tonstärke* so lange beibehalten, bis wir sie einigermaßen beherrschen und wir es riskieren können, die Stimmbänder etwas stärker anzublasen, d. h. wir dürfen dabei die Muskelkoordination nicht ändern. Freilich halte ich es für gut, die Notwendigkeit dieses stärkeren Anblasens möglichst lange in Abrede zu stellen und es beim Verstärken des Tones zunächst mit der Vorstellung der resonatorischen Verstärkung zu versuchen. Auch empfehle ich, wie am anderen Orte ausgeführt, in diesem Stadium ein starkes Vorwölben der Bauchdecken.

Hier muß freilich die Kenntnis der verschiedenen *Register* vorausgesetzt werden, betreffs derer ja überhaupt überaus verschiedene Annahmen vorhanden sind. Wenn die einen sich mit zwei Registern begnügen, nehmen andere wieder eine größere Anzahl an, bis zu NEHRLICH, der ja nach ein paar Tönen immer wieder ein neues Register begann. Man kann in diesem Falle allen Parteien recht geben, nur meine ich, daß man sich unter der Bezeichnung Register mit zweien genügen lassen könnte. Es gibt ja allerdings noch verschiedene Änderungen in der Tongebung innerhalb der Hauptregister. Ich meine aber, es müsse zu Verwirrung führen, wenn man bei jeder Änderung gleich von einem anderen Register sprechen will[1].

---

[1] Unter *Register* verstehen wir eine Reihe von aufeinanderfolgenden gleichartigen Stimmklängen, die das musikalisch geübte Ohr von einer anderen, sich daran anschließenden Reihe ebenfalls unter sich gleichartiger Klänge an bestimmten Stellen abgrenzen kann. Ihr gleichartiger Klang ist durch ein bestimmtes konstantes Verhalten der Obertöne bedingt. Diesen Tonreihen entsprechen an Kopf und Brust bestimmte, objektiv und subjektiv wahrnehmbare Vibrationsbezirke. Die Stellung des Kehlkopfes ändert sich beim Übergang von einer solchen Tonreihe zur anderen beim Natursänger stärker als beim Kunstsänger. Die Register

Diese Haupt- und Nebenregister können so ausgeglichen werden und verschmelzen schließlich derartig, daß sie das Publikum gar nicht und der Sänger nicht störend mehr bemerkt. Wir wissen, daß der Sänger nur die Ränder schwingen lassen kann (naturalistisches Säuselpiano der Liedertafeltöne), daß er aber auch die Stimmbänder in voller Länge und Breite spannt (Brustforte). Aber es gibt auch Übergangsstellungen, die weder den vollen kräftigen Brustton, noch den mehr klingenden und tragenden als voluminösen Ton erzeugen, mit dem der gut gebildete Sänger die Höhe nimmt, noch auch den flötenartigen unmännlichen Klang der Fistelstimme. Die Ausdrücke Brustton und Kopfton sind genommen von der subjektiven Empfindung, die in uns ausgelöst wird; ebenso die Bezeichnung Voix mixte, bei der wir etwas von der Leichtigkeit und Lockerheit der Fistel empfinden, und gleichzeitig das Gefühl einer gewissen Fassung, wie bei den schweren Registern. Wir haben dabei auch die Möglichkeit, ohne den bekannten Knax in die Bruststimme übergehen zu können[1].

Den Ausdruck „Falsett" möchte ich gern vermieden sehen. GARCIA und STOCKHAUSEN gebrauchen ihn etwa im Sinne eines leichten Kopftones, mit dem der Tenor die Höhe nehmen sollte. Es ist aber anzunehmen, daß die alten Italiener ihr „falsetto" annehmen, wenn der Sänger in der Höhe in die weibische Fistel überging, wie wir im selben Falle etwa sagen würden: der Mann singt nicht ehrlich, sondern schwindelt. Zu einem ehrlichen Ton, er sei nun Brust oder Kopf, gehört immer die Fassung, die aber fehlt diesem Ton. Da nun ein jeder unter Falsett etwas anderes versteht, würde der Ausdruck wohl am besten vermieden[2].

Als Kopfton gilt mir der Ton, der mit völligem Stimmbandverschluß sich dem Brustton verbinden läßt, ohne sonderliche Klangänderung, und der eben wegen des Schlusses zunächst als nur im Kopf sitzend empfunden wird[3]. Beim Übergang dieses Tones in die Brust habe ich das Gefühl großer Weite im Halse, als ob sich da ein mittlerer Resonator

---

sind hervorgerufen durch einen bestimmten ihnen zugehörigen Mechanismus der Tonerzeugung (Stimmlippenschwingung, Stimmritzenform, Luftverbrauch), der jedoch einen allmählichen Übergang von einem ins angrenzende Register zuläßt. Eine Anzahl dieser Klänge kann jeweils in zwei angrenzenden Registern, aber nicht immer in gleicher Stärke hervorgebracht werden. Zum Sprechen in der Umgangssprache können alle drei Register (Brust-, Mittel-, Kopfstimme) dienen, jedoch darf man die Verwendung der Bruststimme und etwa noch der Mittelstimme dabei als normal ansehen.

[1] Diese subjektive Empfindung wird hervorgerufen durch stärkeres Mitschwingen der Luft in der Lunge (im Bronchialbaum) bzw. der Mund- und Rachenhöhle.

[2] Falsett wird wohl am besten bezeichnet als Fremdwort für Fistelstimme.

[3] Die Empfindung rührt vom starken Mitschwingen der Luft in der Mund-Rachenhöhle her, die sich auf die Schädelknochen fortpflanzt und dort mittels der Tastempfindung wahrgenommen werden kann, wie die Erschütterung des Brustkorbes beim Brustregister.

öffnete, der die Verbindung der Kopfresonatoren mit der Brust herstellte. Das empfinden offenbar auch verschiedene Autoren, die da sagen, der Ton wurde „eingesaugt".

Um Mißverständnisse zu vermeiden, bediene ich mich des Ausdrucks „Mechanik der Höhe", „hoher Sitz", „hohe Fassung", „Brustmechanik", und nicht so mancher unklaren und in verschiedenem Sinne gebrauchter, also mehrdeutiger Termini technici. Also höchste Mechanik hat für die Männerstimme die in der Regel nicht verwendete Fistel zu gelten, dann käme die Voix mixte, der Kopfton, der Brustton, von oben nach unten geordnet.

Natürlich ist mir GIESSWEIN bekannt, aber die Resonanztheorie ist für die Stimmerziehung so nützlich, daß ich nicht geneigt bin, sie aufzugeben, solange mir nichts Besseres dafür gegeben wird[1].

Nun wissen wir, daß die Muskeln allmählich verkümmern, die zu gar keiner Arbeitsleistung herangezogen werden, übermäßig angestrengte erlahmen. Wir bilden also schließlich bei dauernd falscher Arbeit den Ton mit Muskeln von sehr verschiedener Leistungsfähigkeit und sicherlich *ungeeigneter Koordination;* am schlimmsten wird sich das Mißverhältnis zeigen im Forte und in der Höhe. Es bedarf einer ziemlich andauernden Arbeit in bequemer Lage und im schwächeren Tone, bis die Muskeln etwa zu gleicher Leistungsfähigkeit und zu einer richtigen Koordination erzogen werden. Naturgemäß muß es auch geraume Zeit dauern, bis der richtig genommene Ton sich bis zur Bühnenreife stärkt. Ein vorzeitig erzwungenes Forte wird ein Zurückfallen in die falsche Muskelkoordination zur Folge haben (vgl. die Anwendung der Chronaxielehre auf die Stimmfunktion durch TARNEAUD).

Und noch ein Hindernis muß hier erwähnt werden: der *Schleim.* Fast allen diesen Stimmen ist es eigentümlich, daß sie furchtbar mit Schleimabsonderung zu tun haben. Es ist, als ob die Natur durch die Absonderung des Schleims sich für den Mißbrauch rächte. Ich habe gefunden, daß Sänger, die mit diesem Übelstande kämpften, häufig genug des Vormittags überhaupt nicht singen konnten, daß bei ihnen aber das Übel am Abend sich weniger geltend machte. Sicherlich wird auch sehr oft eine Schwingungsunregelmäßigkeit, die sich als das fatale Knarren oder Kratzen äußert, ihm zugeschrieben werden. Räuspern hat dann natürlich keinen Zweck und ist immer zu bekämpfen, aber jedenfalls ist es sehr häufig und unangenehm. Aber immer hat mit der Gewinnung einer leichteren Mechanik die Schleimabsonderung nachgelassen, wenn auch nicht von heute auf morgen[2].

---

[1] GIESSWEINS wertvolle Arbeiten widersprechen der Resonanztheorie nicht. Sie räumen nur mit der irrtümlichen Auffassung von der Bedeutung der Nasennebenhöhlen für die Resonanz auf.

[2] Die Schleimmengen sind tatsächlich sehr gering; aber durch wiederholtes Räuspern werden die Schleimdrüsen immer von neuem ausgepreßt und müssen dann wieder neuen Schleim bilden. (NADOLECZNY.)

Nach meinen Erfahrungen soll man bei allen Stimmen diese leichte Mechanik erstreben, und nur bei tiefen, *wirklichen Baßstimmen* habe ich mein Bedenken wegen des Erfolges. Und da ist der Verdacht nicht ohne weiteres abzuweisen, ob nicht in unseren neueren Musikdramen von dieser Stimme betreffs der Lage, d. h. der dauernden Verwendung in den hohen und höchsten Tönen, überhaupt zuviel verlangt wird. Wenn nach GUTZMANN beim Sprechen fast ausschließlich eine Tonhöhe bevorzugt wird, die sich der unteren Grenze der Stimme nähert, während beim Singen meist dauernd die höhere Lage verlangt wird, so ist ganz klar, daß alte Partien (Sarastro E bis es, dagegen König Heinrich F bis f′) für diese Stimmen besser lagen. Der Sänger muß aber füglich das Verlangte leisten und kann sich meistens, namentlich da auch viel Kraft gefordert wird, nicht anders helfen als mit Gewalt.

Gibt es nicht zu denken, daß die Italiener eine ziemliche Zeit brauchten, bevor sie die Baßstimme als Solostimme verwendeten? Das deutet doch sicherlich darauf hin, daß diese geborenen Sänger auch nicht gleich die Widerhaarigkeit der tiefen Organe überwinden konnten und deshalb längere Zeit die höheren Stimmen bevorzugten.

Noch dazu, daß die Baßstimmen schwerer als die Tenöre eine Schwierigkeit überwinden, die wir mit dem Namen *Deckung* bezeichnen, die bei nicht tadelloser Schulung in den oberen Tönen eine bis zur Unverständlichkeit veränderte unleidliche Verdunkelung der Vokale verursacht.

Ich verweise auf die kleine Schrift von PIELKE (meines Wissens die erste Veröffentlichung über diesen Gegenstand)[1] und will versuchen, in möglichster Kürze das Wesentliche auszuführen. Ich stimme mit PIELKE lediglich darin nicht überein, daß er die Deckung als Eigentümlichkeit der Männerstimmen anspricht, während sie für mich bei (namentlich tiefen) Frauenstimmen durchaus charakteristisch in Erscheinung tritt, und zwar annähernd auf denselben Tönen, nicht etwa eine Oktave höher.

Sie zeigt sich so, daß etwa in der Gegend von c′ bis d′ tiefe Stimmen nicht weiter in die Höhe kommen, wenn sie auf den Vokal a singen, während häufig genug die Schwierigkeit ohne weiteres überwunden wird, sobald man statt a den Laut o singen läßt. Ja, oft genug kann man die Überraschung erleben, daß solche ganz ungeschulte Stimmen, wenn sie den Laut o glücklich erfassen und nicht bloß ein sehr verdunkeltes a singen, noch anderthalb bis zwei Töne aufwärts in leichter anständiger Tongebung erzeugen können, während sie bei a nur mit großer Anstrengung und mit unschönem Klange noch die gewohnte Tonhöhe erreichen.

Auf die Tatsache, daß wir mit Hilfe des Vokals o die Schwierigkeit

---

[1] Die erste Arbeit stammt von DIDAY und PÉTREGUIN (Gaz. méd. Paris **1840**, VIII, Nr 20).

überwinden lernen, lege ich großen Wert, denn sie beweist, wie eng der Laut mit der Tonerzeugung verbunden ist, und läßt uns erkennen, daß es falsch ist, wenn wir Schwierigkeiten, die in unserer Sprache begründet sind, überwinden wollen mit Hilfe einer anderen Sprache, deren Lautstand verschieden ist von dem unserer Sprache. Mit anderen Worten, wenn wir deutsch singen lernen wollen auf italienische Weise.

Höhere Stimmen überwinden ja diese Schwierigkeiten leichter, so leicht manchmal, daß ein Naturalist die Verbindung zwischen Mittellage und Höhe darstellt, ohne die Klippe überhaupt zu bemerken. Ausgesprochen tiefe Stimmen aber haben häufig große Not, die Höhe, die nun einmal verlangt wird, mit Hilfe der sog. Deckung überhaupt zu bewältigen, und es scheint, wie bereits erwähnt, fraglich, ob nicht unsere moderne Komposition von diesen Stimmen in der Höhe zu viel verlangt und ob wir nicht ein Auge zudrücken müssen, wenn sie oben nicht mehr singen sondern schreien. Jedenfalls liegt hier, ehe eine leidliche Beherrschung der hohen Lage mit genügend reiner Vokalisation erreicht wird, ein großes Arbeitsfeld vor. In der Regel müßte man so viel Zeit auf die Erlernung der Höhe verwenden, wie sie der Gesanglehrling auch nicht für das ganze Vorbereitungsstudium zu verwenden geneigt und vielleicht auch imstande ist. Jedenfalls ist die Erscheinung nicht wegzuleugnen, daß der wirkliche tiefe Baß und der ausgesprochene Alt in der Oper an Boden verloren haben. Partien, wie Orpheus und Tankred, gehören dem alten Repertoire an, Osmin, Sarastro, Cardinal, Marcell haben in den neueren Opern keine Gegenbeispiele, in denen mit der tiefen Lage so gearbeitet wird.

Vielleicht liegt es an der *übermäßigen Beanspruchung der hohen Stimmlage*, daß tiefe Stimmen schneller verblühen als höhere. Jedenfalls habe ich die Beobachtung gemacht, daß am ehesten tiefe Bässe, dann aber auch tiefe Baritone und tiefe Tenöre schneller den Glanz verlieren als höhere Stimmen ihrer Gattung. Das Volumen, die Fülle der Stimme, nimmt mit dem Ausreifen des Organs zu und hält lange aus. So kann eine Stimme, die den Glanz eingebüßt hat, immer noch voluminös und kräftig sein, aber den Eindruck der Jugendfrische macht sie dann nicht mehr. Umgekehrt wird eine glänzende Stimme, auch wenn ihr Besitzer an der Schwelle des Greisenalters steht, den Anschein des Jugendlichen haben. Und als erstes Anzeichen eines beginnenden Verfalls gilt mir immer das Nachlassen des Glanzes[1]. Tiefe Stimmen ihrer Gattung machen mit dem Nachlassen des Glanzes leicht den Eindruck, als intonierten sie zu tief, selbst wenn die Intonation musikalisch noch rein ist. Ich habe gelegentlich erlebt, daß ein erhebliches Zutiefsingen mit Gewinnung eines klingenden Tones gebessert wurde. Freilich nach zeitweisem Zuhochsingen.

---

[1] Glanz = starke hohe Obertöne („Metall").

Und hier wieder wird der Kundige bemerken, daß solche Stimmen, und zwar meist auf den Grenztönen zwischen Mittellage und Höhe (h, c′, cis, d′), eine Schwankung zu tief intonieren.

Ich weiß nicht, ob alle guten Ohren geeignet sind, diese kleine Differenz zu hören; meines Erachtens nach dem Ohr eines guten Gesanglehrers, das eines Streichers, zuletzt aber das eines Kapellmeisters, denn der muß sich bei unseren komplizierten Harmonien im Gegenteil bemühen, kleine Schwebungen zu überhören. Er kann dabei ausgezeichnete Ohren haben und doch unempfindlich sein oder werden gegen diese kleinen Schwankungen, die ich hier meine. Im Gegensatz dazu kann ein Gesanglehrer — und ich habe an mir Gelegenheit, das zu beobachten — hochhörig werden und Töne zu tief empfinden, die einem guten Kapellmeisterohr noch für rein gelten. Ich halte es für keinen großen Fehler, wenn ein von einem solchen Lehrer erzogener Sänger scharf intoniert; denn da beim Singen mit großer Kraft die Neigung zum Sinken unleugbar vorhanden ist, verliert sich das in der Praxis von selbst. Ich bitte, mich aber hier recht zu verstehen, ich meine das scharfe Erfassen der Tonhöhe, nicht das Zuhochsingen.

Ich halte dafür, daß man sich bemühen muß, dieses *scharfe Erfassen der Intervalle* dem Schüler anzuerziehen, und ich habe in einer langjährigen Tätigkeit erfahren, daß das erreichbar ist. Ich bitte aber, das nicht so zu verstehen, als sollte der Singende sich den Ton etwas höher vorstellen als er ist. Ich würde das eher für einen Fehler halten, nur geeignet, das leidige Detonieren zu fördern. Sondern ich meine, ein jeder Sänger muß die Fähigkeit besitzen, bei genau gleicher reiner Vorstellung des Intervalls den gewollten Ton sowohl scharf als auch rein und ferner eine Schwebung tiefer zu intonieren, einzig und allein durch die Einstellung der Schallräume. Ich weiß nicht, ob ich heute noch genau auf der Begründung der von mir in der Stimme behandelten Erscheinung stehe, der die GIESSWEINschen Forschungen allerdings widersprechen. Sachlich habe ich in der Zwischenzeit viele Erfahrungen gemacht, die meine damals ausgesprochenen Ansichten („Ansatz- und Windrohr in ihren Beziehungen zur Intonation") bestätigen.

Und zwar gehen diese Erfahrungen dahin, daß man Sänger und Sängerinnen, an denen das *Detonieren* in enger oder weiter umschriebenen Bezirken bemerkbar wird, je nach der Dauer der Erscheinung, schneller oder langsamer dazu bringt, den Fehler zu überwinden, daß aber statt des Zutiefsingens zunächst nicht rein, sondern zu hoch gesungen wird. Ja, ich ertappe mich selbst dabei, daß ich — und bei mir hat der Fehler etwa 20 Jahre gedauert —, wenn ich einem Schüler die Sache sehr deutlich, also übertrieben demonstrieren will, bei derselben Intonationsvorstellung ebensowohl erheblich zu tief wie erheblich zu hoch intoniere. Das Zuhochsingen wird allerdings leichter überwunden, als vordem das Zutiefsingen. An dem schwersten Falle, der mir vorgekommen ist, bei dem es sich um jahrelanges Bestehen des Fehlers in schwerer Bühnentätigkeit handelte, im Fache der hochdramatischen Sängerin und in einem fortgeschrittenen Lebensalter, hat $1^1/_2$ Jahre langes angestrengtes Arbeiten erfordert, bei völligem Aussetzen des berufsmäßigen Singens, das sich allerdings wegen des unleidlichen Detonierens von selbst verbot. Mit dem Gewinnen der reinen Intonation stellte sich aber eine so überraschende Verjüngung der Stimme ein, die Besserung war auch so nachhaltig, daß die Dame noch jahrelang an einem guten Theater das hochdramatische Fach mit Erfolg vertreten konnte. Dieser Fall war von einem hervorragenden Stimmarzt als aussichtslos bezeichnet worden.

Auf diese *Verjüngung des Stimmklanges* lege ich großen Wert, sie beruht auf einer Verstärkung der Obertöne und also auf der Einwirkung einer größeren Ausnützung des Ansatzrohres. Wir haben hier den höchsten Erfolg der Ansatzrohrschulung, die nicht nur Gesundung des Organs bewirkt, sondern auch einen Jungbrunnen darzustellen scheint. Ich habe allerdings keinen zweiten, so charakteristischen Fall erlebt.

Ich kehre zur *Bildung der Vokale* zurück. Zur Gewinnung der gesanglichen Bildung der Vokale, die damit allerdings nicht völlig erschöpft wird, dient namentlich in der Höhe die *Deckung*. Wir brauchen aber auch weite offene Vokale, die anscheinend weniger Ansatzrohrresonanz haben, oder bei denen diese Resonanz nicht so sehr in Erscheinung tritt, die wir nach unserer subjektiven Empfindung offene Brusttöne nennen. Diese Töne zeigen aber die unerwünschte Nebenerscheinung, daß sie zwar kräftig genommen werden können, aber mit dem Eintritt der höheren Lage sehr gespannt erscheinen, namentlich auf dem Vokal a. An der Tiefe und Mittellage klingen sie leicht flach und ordinär. Auch hier hilft nur die Deckung, und ich behaupte, daß eine tadellos gebildete Stimme in ihrem ganzen Umfang gedeckt wird. Allerdings nicht in dem Maße wie in der Höhe, daß auch in der bequemeren Lage, namentlich bei dem Vokal a, die Tiefe so bewirkt wird, daß ein allerdings geringer Rest der Färbung, des Schlusses von o, bemerkbar bleibt. Doch ist ein geübter Sänger sehr wohl imstande, das a völlig deutlich zu singen. Es handelt sich hier um die Umänderung des gesprochenen a in den Gesangsvokal.

Nun muß ich allerdings daran zweifeln, diese verwickelten Verhältnisse schriftlich klar auseinanderzusetzen. Gleichwohl soll der Versuch gemacht werden, denn es würde eine empfindliche Lücke dieser Darstellung sein, wollte ich diesen Punkt, wohl den wichtigsten beim Kunstgesang, übergehen.

Ich nenne diese Erscheinung Schluß des Tones, und die Italiener haben immer großen Wert auf die Voce chiusa gelegt, ohne daß sie freilich, soweit mir wenigstens bekannt ist, jemals den Versuch gemacht haben, die Sache selbst erschöpfend darzustellen.

Ich versuche an einer Stimmgattung, der des Basses, die in den verschiedenen Höhenlagen bemerkbaren, beim geschlossenen Tone eintretenden Veränderungen zu beschreiben, bezweifle aber, daß jemand, dem die Sache selber fremd ist, sich daraus ein Bild machen kann.

Wenn der Baß auf einem mit Brustklang wohl noch erreichbaren tiefen Tone, etwa auf F (großes F, 86 Hertz), den Vokal a intoniert, und zwar möglichst stark und hell, so merken wir, daß ein leidlicher, flacher, ordinärer, scharfer Ton erzeugt wird, um so schärfer, je mehr der Sänger sich bemüht, den Ton klingend zu gestalten; aus dem geschlossenen Vokal e (See) wird ä als i-e, aus o-a, aus u-a bis o. Merkwürdigerweise wird es gar nicht so störend empfunden, wenn der übliche Liedertafelbaß sein: „Im tiefähn Kellähr sitz' ich hier, bei einem Faß voll Rebähn" herausquetscht. Geht es aber einige Töne höher, so muß er unbedingt zu einer anständigen Vokalisation gelangen, wenn er nicht Gelächter erregen will[1].

Grob ausgedrückt wird er schon spätestens bei H oder c mehr nach der Vokalisation des o kommen, bei e und g kommt wieder ein Umsatz, wie wir diese Veränderung in der Vokalisation kurz nennen wollen, bei cis' wieder. Bei diesem letzten Ton, also mit Eintritt der Höhe, wird allerdings die Umänderung des a nach o sehr deutlich. Weiter nach oben hin wird allerdings wieder mehr nach a gefärbt, so daß ein gut gebildeter Baß auf seinen oberen Springtönen f', fis' wieder einen Vokal erzeugen kann, den man wohl als ein wirkliches a empfindet. Wohlverstanden, als das geschlossene a (Tal); ein offenes a (Fall) gibt es in der Höhe überhaupt nicht.

Mir scheint, daß wir überhaupt den Fehler machen, den Sprechvokal auf den Gesang zu übertragen, nicht beachtend, daß durch die Hinzufügung des gesanglichen Klanges ein neues Etwas, nämlich der Ton, zu dem Sprechlaut hinzutritt und eben diesen Sprechlaut etwas verändern muß. Wenn der Lehrer dem singenden Schüler scharf vor*spricht*: „Singen Sie a", mit starker Betonung des hellen Anlautes (Bah), so verlangt er etwas, was eigentlich unmöglich ist und was mindestens die Schönheit und Rundung des gesungenen Lautes sehr beeinträchtigen muß, ja nach der Höhe zu, in der gedeckten Lage, direkt schädigend wirkt. Der Lehrer wäre gar nicht imstande, einen solchen Laut vorzusingen, denn das ist eben unmöglich. Der Schüler verlangt es leider niemals, sondern bemüht sich folgsam, das Unmögliche doch zu leisten.

Wir haben hier eine Folge des logischen Denkfehlers, als ob jemand etwas lehren könnte, was er selbst nicht kann; aber Gesanglehrer, die niemals einen Ton gesungen haben, gibt es unzählige. Und die Redensart: „Ich singe zwar selbst nicht, aber ich weiß ganz genau, was dazu gehört, und kann es lehren", hört man tagtäglich. Und da wird denn weiter erzählt, wie die Zunge bei a ganz platt im Munde liegen müsse, und wenn schließlich kein Resultat erzielt wird, so hat der Schüler eben keine Stimme, und wenn Krankheitserscheinungen eintreten, so hat er es eben nicht ausgehalten.

---

[1] Vgl. SOKOLOWSKY, Zur Charakteristik der Vokale. Z. Hals- usw. Heilk. **6**, 556 (1923). (Offene und geschlossene Vokale und deren Formanten; die offenen Vokale nähern sich dem a.)

Ich behandle das Kapitel von der *Zungenlage* gleich hier und komme danach auf den Vokal zurück.

Mir scheint es von Übel, allzuviel mit der Einstellung der Zunge zu exerzieren. Die Anwendung des Zungenhalters, um den hinteren Teil der Zunge niederzudrücken, halte ich für unbedingt schädlich und zwecklos, nur geeignet, eine gute Vokalisation zu hindern, statt sie zu fördern. Die Lage der Zunge ist so fein verstellbar und die Einwirkung der winzigsten Veränderung auf den Klang und den Vokal so bedeutend, daß mit der Beschreibung ihrer Lage und der dadurch bewirkten Änderung meines Erachtens Unmögliches versucht wird. Auch setzt die Zunge solchen, lediglich durch den Willen oder die brutale Gewalt des Zungenhalters verursachten Änderungen einen fast unüberwindbaren Widerstand entgegen. Es muß hier verlangt werden, daß der Lehrer den gewünschten Laut in zweierlei Weise erzeugt, und zwar zunächst nachahmend den falschen Klang des Schülers, und dann den gewohnten freien richtigen Klang.

Kann der Lehrer das nicht, so ist er eben kein Tonbildner, und bleiben die Bemühungen des Lernenden, auf diese Weise zu einer richtigen Einstellung zu gelangen, längere Zeit ohne jeden Erfolg, so fehlt es ihm an der notwendigen Gabe der Nachahmung. Ich würde in einem solchen Falle von der Fortsetzung des Studiums abraten.

Gewiß muß der Schüler unterrichtet werden, wie die normale Zungenlage sein soll; aber außer dem eben erwähnten Vor- und Nachmachen würde ich nur darauf meinen Willen richten, daß die Zungenspitze an den Unterzähnen anliegt, soweit sie nicht gerade an anderer Stelle (r, l) notwendig gebraucht wird, und daß sie nicht unruhig im Munde hin und her rollt. Gewaltsames Niederhalten ist von Übel. Ich habe die unfreiesten Töne bei so gelegter Zunge gehört, daß eine Längsrinne gebildet wurde. Mir erscheint es wesentlich, daß nirgendwo zwischen den Wandungen des Ansatzrohres eine starke Einengung stattfindet. Lege ich die Zunge ganz platt und ziehe sie womöglich noch nach hinten (beim hellen a häufig zu beobachten), so kann zwischen dem Zungengrund und der hinteren Rachenwand ein solcher Engpaß entstehen, der vermieden wird, wenn die Zungenspitze an den Zähnen anliegt und die Hinterzunge leicht gewölbt ist. Vielleicht kann man sagen, daß eine möglichst gleichmäßige Weite zwischen den Wandungen des Ansatzrohres dem gesungenen Ton förderlich ist[1].

Also der Schüler verlange vom Lehrer den gewünschten Ton klar und deutlich vorgesungen und begnüge sich nicht mit dem *vorgesprochenen* oder beschriebenen Laut. Er mühe sich nicht, in jeder Tonhöhe den

---

[1] Durch Röntgenaufnahmen (H. Gutzmann jun. u. a.) ist nachgewiesen, daß die Zunge tatsächlich nicht flach, sondern wie eine offene Schale (nach oben konkav) im Munde liegt.

charakteristischen Klang des Sprechvokals zu erreichen, sondern sei zufrieden, wenn der gewohnte Laut zu erkennen ist; er erwäge, daß die Veränderung der Tonhöhe auch den Laut verändert, daß also der der tieferen Lage angehörige Sprechlaut in einer höheren Lage gesungen nicht ganz genau so klingen kann. Sucht er in allen Lagen den ganz gleichen Vokalklang zu erzwingen, so schädigt er seine Stimme, und zwar völlig zwecklos, denn er wird das Unmögliche doch nicht erreichen.

Die eben beschriebenen notwendigen Veränderungen des Lautes und der Stimme in den verschiedenen Tonhöhen werden günstig beeinflußt durch die leider nicht genug beobachtete Bildung der Lippen zu einem Schallbecher, die ich bereits behandelt habe.

Ich kann wohl darauf verzichten, für den *Tenor* die Beschreibung zu wiederholen, die ich von der Behandlung der verschiedenen Stimmlagen des Basses gegeben habe; diese Vorgänge liegen hier ein wenig höher, aber sonst genau in derselben Weise. Geht die gedeckte Tonbildung des Basses bei cis′ an, so die des Tenors spätestens bei es′. Nur scheint der Umfang der so genommenen Tonreihe hier größer; beim Baß von cis′ bis höchstens fis′, beim Tenor von dis′ bis etwa c″.

Die *Frauenstimme* scheint mir nicht etwa eine Wiederholung der Männerstimme zu sein, etwa eine Oktave höher, sondern eine Fortsetzung nach oben. Also b, h, c′, allenfalls noch cis′ mit offener Bruststimme, dann aber Deckung, die allmählich ins Mittelregister übergeht. Die eigentliche Kopfstimme lasse ich so bald als irgend möglich eintreten; sie ist in ihrem tieferen Bereiche freilich schwach, stärkt sich aber im Laufe der Zeit erheblich und verbindet sich so leicht und unmerklich mit der Mittelstimme, daß ihre fleißige Anwendung, namentlich da sie die Stimme locker und geschmeidig macht, nur empfohlen werden kann. Umgekehrt werden Stimmen, die die tieferen Register vorzugsweise anwenden, die allerdings in der Regel starke Töne ermöglichen, schnell schwerfällig und ermüden leicht. Die Vernachlässigung des Kopftones, der die Mechanik der Höhe darstellt, rächt sich auch durch schnellen Verfall der höheren Lagen.

Nun werden wohl *Erkrankungen* sehr oft herbeigeführt durch das leidige fortwährende *Starksingen*, noch dazu mit dem *harten Stimmeinsatz*. Je mehr wir die *Register überdehnen*, eine desto größere Arbeitsleistung muten wir den Stimmbändern zu, wir erzeugen zwar stärkere, aber auch gespanntere Töne. Je später wir in die entspanntere höhere Tonmechanik übergehen, desto schwerer wird natürlich der Übergang und der Ausgleich.

Da, wie es ja nicht anders sein kann, die tiefen Töne einer Stimme schwächer sind als die hohen, und da sich dieser Vorgang innerhalb der Register wiederholt, ist es klar, daß der Übergang von dem höchsten Ton des tieferen Registers, der stark ist, zu dem viel schwächeren tiefsten Ton des höheren Registers einen klanglichen Unterschied bedingt. Je höher wir also das tiefe Register dehnen, desto stärker wird sein höchster Ton, desto größer der Unterschied beim Übergang. Ja, die Überdehnung schwächt noch die tiefen Töne des höheren Registers, so daß wir schließlich das berühmte Loch in der Stimme haben.

Werden aber die Register tiefer herabgezogen und ihre tieferen Töne sorgfältig geübt, so erreichen wir leichter den Ausgleich. Ist er allmählich vollzogen, so haben wir das heiß ersehnte „Einregister"[1]. Und da wir doch einmal in die höheren Register übergehen müssen, warum diesen Übergang nicht so bald als möglich bewerkstelligen, wenn er dadurch leichter wird?!

Mit der Empfehlung der *Herabdehnung der Register* ist zugleich die schonende Stimmbehandlung empfohlen, und hier möchte ich einer Erfahrung Erwähnung tun, die meines Erachtens nie genug gewürdigt werden kann.

Junge Sänger pflegen regelmäßig Töne, die wiederholt mißlingen, schließlich *mit Gewalt* zu nehmen. *Davor warne ich dringend.* Man beginne in der bequemsten Lage und versuche alles in Güte. Nach einem drei- bis vierfachen Versuch setze man beim Mißlingen aus und pausiere kurze Zeit, vielleicht gelingt eine andere Übung, eine andere Lautverbindung besser. Wiederholt man nach einiger Zeit die erste mißlungene Sache, bleibe man ja fest, nur das der Stimme abzuverlangen, was sie in Güte leistet. Der alte Satz dürfte unbestreitbar sein, daß sich die Stimme viel abschmeicheln läßt, aber nicht abtrotzen. Man soll eher die Übungszeit abbrechen, wenn es eben nicht geht, als mit Gewalt singen. Eine halbe Stunde später werden häufig genug Töne spielend kommen, die vorher schlechterdings unerreichbar waren.

Natürlich gilt dieser Satz von der kranken Stimme in erhöhtem Maße, wie wir denn bei angegriffenem Organ doppelt auf die leichte Tongebung achten müssen. Es wird wohl selten vorkommen, daß eine geschädigte Stimme auf alle Töne gleichmäßig versagt, einige bessere Laute und Töne sind wohl immer noch vorhanden, von denen aus man den Besitz wiedergewinnen kann. Sie pflegen und allmählich erweitern und so in Güte das Organ wieder zur Leistungsfähigkeit zu erziehen, das ist eben die Aufgabe, die wir uns gesetzt haben. Ist freilich einmal durch jahrelangen Mißbrauch der Augenblick eingetreten, wo alles versagt, wo kein Ton gutwillig mehr anspricht, dann, fürchte ich, ist die Hoffnung auf Besserung recht gering.

Wir sahen, daß ein großer Fehler dadurch gemacht wird, daß wir einfach den Sprachvokal auf den Gesang übertragen, statt den Gesangs-

---

[1] „Einregister" ist ein gesangtechnischer, ästhetischer, nicht ein physiologischer Begriff; d. h. wo wir das Einregister hören, lassen sich die physiologisch verschiedenen Register phonetisch doch noch nachweisen.

vokal zu erlernen; wir würden den Fehler vergrößern, wenn wir nicht die äußerste Sorgfalt auf die Konsonanten verwendeten. Zwar haben wir auch *Konsonanten*, die schlechterdings nicht zu singen sind, die sog. Stimmtonlosen, p, k + ch, s.

Aber die stimmhaften w, l, m, n, r usw. sind sehr wohl zu erreichen und bedeuten für den geschulten Sänger eine direkte Unterstützung. Es ist nicht schwer zu verstehen, daß es leichter sein muß, auch in der Höhe einen Ton eine geringe Zeitlang auszuhalten, als ihn während derselben Zeit wiederholt loszulassen und neu einzustellen. Wenn nun stimmlose Konsonanten zwischen verschiedenen Vokalen stehen, so muß das natürlich geschehen und ist in keiner Weise zu umgehen. Um ein krasses Übungsbeispiel von HEY zu erwähnen, was ich allerdings dringend empfehle, *nicht* zu üben: „Specht, Spatz, Sperber sprangen spornstreichs" enthält mit Ausnahme des stimmhaften günstigen hg-Lautes sehr ungünstige Unterbrechungen. Dagegen nötigt: „Prangende Wangen bringen Verlangen" auch nicht zu einer Unterbrechung und ist entschieden tonfördernd. Wie viele Sänger aber singen das stimmhafte s auch wirklich mit Stimmton? Von dem Doppellippen-w, das häufig genug labiodental fast f-ähnlich gesprochen wird, ganz abgesehen. Was sind l, m, n für Hilfen und wie wenig werden sie ausgenützt. Man jammert immer über die vielen deutschen Konsonanten, aber man schreibt mehr als man ausspricht (Fritzsche, Klatsch) und müht sich dann, überflüssig geschriebene Konsonanten, die nur die Aussprache des vorhergegangenen Vokals anzeigen, auszusprechen. „Entdecken" ist doch sicherlich so zu sprechen, daß das t den Verschluß anzeigt und das d die stimmhafte Lösung des Verschlusses. Statt dessen hören wir häufig genug das furchtbare „enth-e-decken". Ich will nicht mit Ausspracheregeln aus Gesangschulen kommen, die bei Druckknopf nur zwei k verlangen, obwohl drei vorgeschrieben sind, die durchweg die Pause bei der Silbentrennung verlangen, vorschreibend: lu-sti-ges Do-nne-rsge-po-lter usw., nicht erwägend, daß der Klang unserer Sprache bei dieser Weise ebenso unverständlich wird, wie der Satz beim Lesen schwer leserlich. Man bringe nur die Aussprache „mit der Eigentümlichkeit der deutschen Sprache" in Einklang und man wird leichtere Verständlichkeit erreichen und Stimmschonung anbahnen.

Sachverzeichnis.